パテカトルの万脳薬

脳はなにげに不公平

池谷裕二

朝日文庫

本書は小社より二〇一六年三月に刊行されたものです。

はじめに

奇妙な副題だと感じた方もいるでしょう。「パテカトルの万脳薬」とは、私が「週刊朝日」で２０１１年12月から毎週続けている連載エッセイのコーナーの名称です。

パテカトルはアステカ文明の神話に登場する神です。酒の神、ひいては「薬」をつかさどる神として古代メキシコで崇められていました。その謎めいた存在が、脳そのものの不可思議さを彷彿とさせ、薬学部で脳の研究をしている私には、とくにお気に入りの古代神です。実際、「パテカトルの万脳薬」は、私がもっとも気合を入れて書き続けている連載なのです。

その連載から過去62回分を厳選したのが本書です。各項が一回分の掲載に相当します。いずれも最新の科学論文を、私の解釈を加えながら紹介するというスタイルをとっています（注：本文中の「先月」「昨年」などの表現は当該エッセイが掲載された時点を参照時としています)。

各項はすきま時間に気楽にページをめくっていただくのにちょうどよい長さです。一回読み切り型ですので、どこから読んでいただいても構いません。科学者の仕事最先端のサイエンスの現場では話題が尽きることはありません。めまいがするほどです。本書にはせめて、その知見の一部でも皆様にお伝えすることができればという想いが込められています。

私の出す科学本には3種類の型があります。

① 連続講義を本にしたもの。拙著の中ではもっとも体系的な書物です。
② 対談を本にしたもの(糸井重里さんや中村うさぎさんと楽しく繰り広げた脳談議など)。
③ 雑誌等に寄せたエッセイをまとめたもの。

本書は③型に相当します。①型や②型の本もゆっくりと出していく予定ですが、

③のスタイルは、「科学者」という専門職をこなしながら、一般書を出すにはもっとも効率的です。気軽な雰囲気の中でエッセンスだけを搾って効果的に伝えることができるからです。知識欲の旺盛な読者には、短すぎて物足りなさを覚えるかもしれません。しかし、そう感じさせるくらいが、逆にほどよい余韻を残すはずだと私は信じています。なぜなら、大部な解説書でも、だいたい3ページを基本単位とした個別話題を連鎖させながら、全体をまとめ上げていく方法が、もっとも心地よいテンポ感を生むからです。

最後になりましたが、本連載を最初からサポートしてくださり、また書籍にまとめる際にも奔走してくださった朝日新聞出版の大川恵実様、文庫化に際しお世話になった四本倫子様、そして連載の写真を毎週提供し、本書でも薬神パテカトルのイラストを描いてくれた妻に、深く感謝します。

目次

II 人類2・0

III 脳の不思議な仕様

1

好運は伝染する

不平等な世界のほうが安定する

長年続けてきた研究を、最近ようやく論文として発表することができました。[1] 発表にこぎつけるまでに苦労しました。理由はいろいろとありますが、その一つは、もしかしたら発見した事実が、生理的な嫌悪感を呼ぶからかもしれません。

なにせ「不平等な世界のほうがシステムはうまく動く」と主張する論文なのですから。神経細胞をつなぐシナプスには強弱があります。シナプスの強さがどんなふうに個々で異なるかを、地道に調べていったところ、強いシナプスと弱いシナプスには100倍もの強度差があることがわかりました。[1] 文字通り「桁違い」の格差です。

さらに重要な事実があります。強いシナプスはごく一握りで、その他の大多数は弱いシナプスだったのです。これは、ヒト社会の年収の分布の形と、ほぼ一致しました。

不公平な分布に、どんな意味があるのでしょうか。

疑問に思った私たちは、コンピュータ上でシミュレーションしてみました。すると、不平等な脳回路には、平等なシナプスのみでできた脳回路にはない利点があることがすぐにわかりました。

少なくとも二つの利点があります。動作が安定すること、そして省エネであることです。つまり、脳においては、不平等な社会のほうが長期安泰なのです。

そもそも、どうして不平等になってしまうのでしょうか。次のような簡単な実験をすればすぐにわかります。たとえば100人に1万円ずつ配ります。そして、互いにトレードするのです。

ルールは簡単です。乱数表を使って、100人の中から2人をランダムに選び出して、1人目から2人目へ千円を渡す。これだけです。このトレードを千回繰り返します。ただし借金はできません。さて、100人の所持金はどう変化するか、想像できるでしょうか。

もう一度確認しておきます。初めは全員が1万円を持っているのですから、完全に「平等」です。誰が選ばれて誰とトレードするかもランダムに選択されますから、これも「平等」です。つまり、ルールのどこにも不平等性はありません。

ところが、トレードを繰り返すと、次第にごく一部の大金持ちと、その他多数の貧乏人が出現するのです。意外にも感じますが、これは「ボルツマン分布」と呼ばれるもので、数学的には自明な結果なのです。

平等さを突き詰めると不平等になるのは、自然なプロセスなのです。でも、多くの人は、この至って当たり前の統計学的事実に気づかずに（あるいは意図的に無視して？）、平等主義や民主主義の理想像に憧れます。

さて、脳回路に話を戻しますと、自然現象として生じるシナプスの「不平等さ」を、脳は積極的に活用し、理に適った安定的なシステムに直結させているのです。発表した論文は、なんとも皮肉にも思えるこの事実を、真正面から証明するものでした。

もちろんヒト社会に、この脳回路の真実を、単純に当てはめてはいけません。歴史を見返せばわかります。不公平な社会は、一揆や下克上やクーデターなど、突発的な不安定さに発展します。

不平等がもたらす安定性は、下流層が不平をたれず、一握りの勝者に素直に追従するシステムだけに有効な原理です。脳はどうやら、そんな黙々と働く下流シナプス階層たちによって支えられている装置のようです。

顔は性格を反映する

「人は見かけじゃない、ハートだよ」「いやいや、やはり顔は重要でしょ」。恋愛談議で時折そんな話題を耳にします。顔と心のどちらを優先するかで、その人の恋愛観がうかがえますから、なかなか興味深い問いです。

しかし、この話題には暗黙の前提があります。「顔と内面は無関係」という仮定です。もし顔に個性や性格が反映されるとしたら、顔で選ぼうが、心で選ぼうが、同じことになりますから。

昔から「顔は心を映す鏡である」という考えがあります。ひもとけばギリシャやローマ、中国などの古代文書にまで遡ることができます。

近代では19世紀イタリアの精神科医チェーザレ・ロンブローゾが有名です。彼は、現在でいう遺伝学を先取りしたアイデアの持ち主で、「犯罪は生来的だ」とさえ謳っています。こうした独自の考えに基づいて、顔つきや骨格で犯罪人か否かを判定する「犯罪人類学」なる学問まで提唱しました。

もちろん現在では彼の説は受け入れられていません。しかし、見かけに性格が反映されるという考え自体は、いまでも有効で、科学的にも実証されつつあります。

ヒトの脳は、顔や表情に敏感で（いや、敏感すぎて木板の模様にさえ「顔」を発見します）、顔の特徴から「信頼できそう」「怖そう」など多くの情報を得ています。30分の1秒というわずかな時間でも、顔を正しく判断できますから、いかに高速な神経計算を行っているかがうかがえます。このときの脳の反応を計測すると、扁桃体などの感情に関わる部位が活動しています。

顔に対してそこまで鋭い感受性を進化させたのは、それだけ有利だったからにちがいありません。そして、有利だったということは、裏を返せば、顔は確かに当人の性格を反映するということの証しです。

これを裏付けるデータがあります。たとえばカードゲームで裏切りを働きそうな人を、顔写真から選んでもらうと、確かにその通りの人を有意に選択できることが知られています。また女性は、子供好きな男性を顔写真だけから選ぶことができるというデータもあります。

実際、（特に子供では）知能や社交性、あるいは攻撃性などの性格が、顔の特徴に表れるという統計データがあります。とりわけ、顔の輪郭や、眉と口唇の距離などを測定すれば有意に推定できるようです。

プリンストン大学のトドロフ博士らは、327人の顔から14種のパラメータを測定し、これを統計的に解析することで、親和的か権力的かの二つの基準が顔から判定できることを証明しました。[2] このデータを基にして、コンピュータに顔写真から性格を判断させる人工知能を仕込むことにも成功しています。

見かけによる人物の判断は、選挙においても重要です。たとえば、2人の写真を見せ、「どちらが当選するか」を問うと、写真以外の一切の情報を与えられなくても、70％近い確率で当選者を当てられるというデータがあります。[3] さらに驚くべきことに、小学生に候補者の写真を見せ、「どちらの人に船長をお願いしたい？」と尋ねても、やはり当選するほうが正しく選定されます。[4]

内面が「見かけ」に表れるのならば、結局は、外見の印象による人物の判断は、ある程度は、理に適った行動なのかもしれません。

マネをすると好感度があがる

猿真似という言葉があります。安易にマネすることを揶揄した侮蔑的表現として使われることが多いと思います。とくに私は科学者ですから、世界で最初に発見することが仕事となります。他人をマネして追従するだけでは商売になりません。

しかし、流行や風潮などの「世間の動向」という流れがあることを見れば、人は他人と似たことをする傾向があるのも、また確かです。そもそも、わざわざ「猿真似」という単語が存在すること自体、むしろマネしてしまうほうが人間にとって自然なことなのかもしれません。

米国立衛生研究所動物センターのポークナー博士らが3年前に「サイエンス」誌へ報告したデータを紹介しましょう。[5] 彼らはヒトではなく、サルの仕草をマネしています。サルはどんな反応をするでしょうか。

彼らが実験に用いたのは、中南米に棲息するオマキザルです。オマキザルは社会集団を作ります。つまり、おそらく相手の出方をモニターし、認知する能力があるのでしょう。

実験はこんな具合です。サルの前に2人の人がボールを持って立ちます。両者とも、ボールを指でついたり、口でくわえたりなど、サルがよくやる行動をとります。ただし、一方の人はサルの仕草に合わせて同じ行動をとりますが、もう一方はサルの仕草とは無関係に行動します。

するとサルは自分のマネをした人を長く眺めるようになりました。そして、その人の近くに長く居座るようになります。さらに、コインと餌を交換するゲームをすると、マネしてくれた人と頻繁に交渉するようになります。要するに、マネをすると、サルに好かれるのです。

これと同じ現象はヒト同士でも生じます。

たとえば会話中。相手がコーヒーを飲んだらこちらもカップに手を伸ばしたり、相手が頬杖をついたらこちらも頬杖をついたりなど、さりげなく行動をマネると、好感度があがります。

ビジネスの現場では新規の契約を取り付けるために、あるいは、男女のあいだでは意中の異性を振り向かせるためのテクニックとして使えそうです。

オランダのオンドバカ博士らが今年1月の「サイコロジカル・サイエンス」誌に発表した研究によれば、2人の目指す目標が同じである場合ほど、頭をかいたり、足を組んだりなど、相手のなにげない動作が似る傾向が高まるそうです。[6]

オンドバカ博士は「たとえば双方がコーヒーを飲みたいと思っていると、動作の同調がおきやすい。逆に、自分は歩きたく、相手はコーヒーを飲みたいと思っている場合には同調はおきにくい」と解説しています。

こうしたことから、「マネする」ことは、必ずしも安易な「猿真似」的行動ではなく、「あなたに共感している」「共感されて心地よい」などと相互に心を通わせるための表現手段だといえます。

赤ちゃんはお母さんの微笑に反応して笑顔を返します。誰から教えてもらったわけでもないのにマネをします。マネは、生まれながらにして備わっている高度な社会シグナルなのです。

性の快楽はアルコールで埋め合わせ可能

19世紀のウィーン社交界で「ワルツ王」として人気を博した作曲家ヨハン・シュトラウスⅡ世。彼の作品に『酒・女・歌』という名の名曲があります。

この曲名の中で、世の快楽として「酒」と「女」を並べて挙げているところが面白いと思いました。なぜなら今年3月の「サイエンス」誌で、なんとハエでも、アルコールと交尾は似た快感をもたらすことが発表されたからです。カリフォルニア大学のショハット・オフィル博士らの研究です[7]。

実験は、オスのハエに交尾を断たせることで行われました。二つの方法が取られました。一つはオスだけで飼育する方法、もう一つはメスに求愛を拒否される状態に置く方法です。

ハエの求愛には決まったパターンがあります。まず片方の羽を振って、求愛の音を立てながら近づきます。つぎに前足でメスの胴部を触れ、そして、鼻で生殖器をつつきます。この手順に則って告白さえすれば、成功率が高いことが知られています。オスとメスが1匹ずつしかいない場合は、ほぼ１００％の確率で交尾が成立します。ですから、このままでは今回の実験のようにオスに性行為を断ってもらうことができません。そこで、ひと工夫加えます。

ショハット・オフィル博士らは、処女のハエでなく、すでに交尾を済ませたメスを用いました。一度交尾したメスは他のオスとは関係を持ちません。つまり、新参者のオスが求愛しても効果がないのです。実際、博士らが実験に用いたオスは、気の毒にも、メスにフラれてしまいました。

このような方法で、数日間メスが目の前にいるのに交尾できないという欲求不満がたまったオスに、エサの選択をさせました。いつも食べているエサと、15%のアルコールが含まれたエサです。すると、メス断ちしたオスはアルコール入りを好んで選びました。アルコール入りのほうに質の悪いまずいエサを用いても、やはりアルコール入りを選択しました。

この結果が論文として発表されたとき、メディアでは「ヒトと同じだ」とネタ的に紹介されましたが、この発見のおもしろさは、そうした表層的なアピールに留まるものではありません。学術的には四つのポイントがあります。

一つ目は「ハエでもアルコールが快楽となる」という点です。これはすでに、ある香りとアルコールを同時に与えると、その香りを好むようになることからも示唆されていましたが、しかし、なぜアルコールという、半ば人工的な嗜好物質が脳にとって快楽となるのかは、やはり不思議なことです。

二つ目は「ハエでも交尾が快楽である」という点です。これは今回の研究で初めて示されました。

三つ目は「アルコールと交尾という異なる快楽が相互に埋め合わせ可能だ」という点です。一方が不足したら、もう一方で補うことができるわけです。ハエの快楽はNPFというペプチドが媒介しています。アルコールでも交尾でも脳のNPFが上昇します。NPFを人工的に増やしておけば、交尾を断ってもアルコール摂取量が増えることはありませんでした。

四つ目は、ヒトの脳にもNPFと似た物質があることです。酒などの快楽に関係するペプチドです。フラれて酒に溺れることや、睡眠不足で暴食に走ることは珍しくありません。ある快を別の快で埋め合わせる「快の補塡」は、私たちが日常的にやっていることです。そうした快の置き換えがハエにも認められるということは、進化的に起源が古いことを意味しています。もしかしたら、「代替物で満足する能力」は、何らかの利点をもたらす、強力な生存戦略の一つなのかもしれません。

自分の話をすることは快感

「ここだけの話だけど、実は私……」
そんな話をされると、「自分だけに秘密を明かしてくれるなんて……」と親近感を覚えます。実際、「秘密の共有」は、意中の異性を落とすテクニックとしてしばしば若者雑誌に紹介されています。心理学実験でも、たしかに一定の効果があるというデータが得られています。

自分を暴露する行為について、まったく異なる観点から興味深い研究が報告されました。先月の「米国科学アカデミー紀要」に掲載されたハーバード大学のミッチェル博士らの論文です[8]。自分について話すとき、快感の脳回路が活性化していることがわかりました。つまり、自分を晒すのは気持ちがよいのです。

一般的にいえば、ある個人が自分の経験を他人に話すことは、知識や知恵の伝授につながります。これは社会的な利益となります。脳は、これを目的として「自己暴露を促進する神経回路」を進化の過程で発達させてきたのかもしれません。

ミッチェル博士らは、脳活動の記録だけでなく、人が自分のことを話すためにとる行動選択についても心理学的な試験を行っています。博士らは37名の参加者に対して、さまざまな質問をしました。質問内容は大きく三つに分類されています。「スキーは好きか」などという個人的なことを訊く質問、「オバマ大統領はスキーが好きか」という他人についての質問、あるいは「モナリザを描いたのはダ・ヴィンチか」という一般常識的な質問です。

　こうした質問を2つペアにして、全195個並べてあります。参加者はペアの中から好きなほうの質問を選んで答えます。答えるたびに、お金が支払われます。最低1セント、最高4セントが振り当てられています。ただし、答える質問によって額が異なります。

　多くの方は、自分について答える質問を選ぶ傾向があることがわかりました。たとえ、手にできる金額が少なくても、自分のことを答える質問を選ぶのです。平均すると、本来得られたはずの金額の約20%を進んであきらめ、自分について話すことを選びました。

　たしかに日常的なシーンでも、人は自分のことを話すのを好む傾向があります。調査によれば、日常会話の30〜40%が、私的な経験や個人的な人間関係についての話題に費やされているそうです[9]。

　ブログやフェイスブック、ツイッターといったSNS（ソーシャル・ネットワーキング・サービス）を覗けば、この傾向はさらに強く表れます。特定の相手に向かって話しかけるわけではないSNSという場になると、発信する情報の大部分が、自分が何を経験し、いかに感じ、どう考えたかを話すことで占められます。

近年のＳＮＳの隆盛への冷めた意見として、「プライベートをわざわざ晒して、何が楽しいのか」といった批判があります。しかし、ミッチェル博士らの研究を知れば、こうした批判には「自己暴露は快感である」という基本的な脳生理を理解していないことからくる、一方的な誤解が潜んでいるようにも思えてきます。

カウンセラーや精神科医は、まず相談相手の話を、ひたすら頷きながら聞くことからはじめます。この初期手順は「受容」と呼ばれ、「相手に信用してもらい、相互の絆を深めるのが目的」というのが教科書的な解釈です。もちろん、その通りなのですが、これに加えて、相手の快感を満たすという心理療法的な意味合いもあるにちがいありません。

タダより高いものはない

バーゲン品、クリアランスセール、出血大サービス。謳い文句につられ、つい財布の紐がゆるんでしまう――。そんな経験は誰にでもあると思います。定価よりも安いと、なにか得した気がするものです。

しかし、この心理、そんなに単純ではないことがわかってきました。たとえば、レディオヘッドというイギリスの音楽バンドの例を挙げましょう。

彼らはホームページで、ファンが自分自身で自由に決めた金額を払って曲をダウンロードできるよう、新アルバムの音楽ファイルを公開しました。もちろん払いたくなければ一切払わなくてもよいのです。

ところが多くのファンはきちんと代金を支払いました。結局、初日だけで120万を超える人が曲をダウンロードし、レディオヘッドは十数億円という収入を得ました。似たようなビジネスモデルは、芸能界やゲーム産業でも試みられていて、一定の成果をあげています。この事実は、人は完全なる自己中心型ではないことを示しています。

旧来の経済学理論では、「自分の利益を最大化するエイジェント」として人を捉え、社会システムを公式化することが一般的でした。この仮定のもとでは、上記のようなビジネスモデルが成功することは予測できません。古典的な理論に修正が必要なのは明確です。

では、無料でもよい状況で、なぜ人はわざわざお金を払うのでしょうか。現在の心理学では「人は自分のなかに理想像をもっている」と解釈します。つまり、善良・公平である自分のイメージを維持したいと欲するわけです。他人からも自分からも評価されたいという欲求の結果、露骨な利己性が抑えられて、規範的な行動が増えるというわけです。

カリフォルニア大学のグニージー博士らは先月、この仮説を支持する実験結果を「米国科学アカデミー紀要」で報告しています。[11]

この論文では三つの実験が行われましたが、ここではその一つを紹介しましょう。ある観光地での調査です。

観光ボートの乗客をカメラマンが撮影し、観光後に写真を販売します。強制ではありません。欲しい人だけが買います。

このとき、値段に三つのパターンを設けます。「15ドル」「5ドル」「好きな金額を払う」です。ただし、どの場合も「本来の定価は15ドル」と伝えます。

予想通り、15ドルよりも5ドルのほうが買う人は増えます。15ドルでの購買者は23％だったのに対し、5ドルでは64％もの人が買いました。

予想外だったのは、好きな金額を支払う場合です。買った人は55％でしたから、5ドルの場合よりも少なかったのですが、確かにこの状況でも買う人がいるのです。「5ドル」と提案されたときには、「お買い得だ」という心理が働きます。しかし、「定価は15ドルですが、好きな金額で」と言われたら、いかがでしょう。困惑することでしょう。もちろん5ドル以下でも買えるわけですが、それでは良心が咎めます。「善良な自己像」を壊すくらいなら、買わないほうがマシだと感じても不思議ではありません。

さらに面白い事実があります。「好きな金額」で支払った平均金額は6・4ドルだったことです。簡単な算数で、三つの戦略でどれが一番もうかったかを計算できるでしょう。そうです。「好きな金額」の売り上げが一番だったのです。

心の動きとは不思議なものです。この実験結果をみて、「タダより高いものはない」ということわざを思い出したのは、私だけではないでしょう。

「3人」以上は「みんな」

「数」とは不思議なものです。バナナが3本あれば「3」の意味は具体的にイメージできます。しかし、「3」という記号は、バナナだけでなく、リンゴの個数も表現できます。

いや、物だけでなく、3回鳴った音、3回光ったフラッシュ、距離3キロメートル、重さ3グラムなど、様々な「量」に活用できます。「数」は即物的実体ではなく、汎用性と象徴性を備えたツールです。

数は脳回路内でどのように扱われているのでしょうか。シンプルな実験を紹介しましょう。

モニターに表示された点の数を、素早く答えてもらいます。1個しか点がなければ瞬時に「1」と答えられます。点が二つでも三つでも反応時間は1個の場合と大差はありません。しかし、四つ以上になると急に反応が遅くなるのです[12]。

このデータから、脳が瞬時に把握できる個数は三つまでで、四つ以上になると脳への負担が増えることがわかります。算数が苦手な人は「1、2、3、たくさん……」とお道化《どけ》て言うことがありますが、脳から見てもこれは正しいと言えます。

ちなみに、「最近、友達がみんな結婚してしまう」「みんなもっとお小遣いもらっているよ」という言葉にある「みんな」も、その数を具体的に調べると、3人以上であることがわかります。3人以上では「大勢」＝「みんな」という自動脳内変換がなされるようです。言葉通りの「全員」＝「みんな」ではありません。

数字は「頭頂間溝」という脳部位で扱われます。この脳部位は発達が早く、4歳頃には活動し始めます。実際、この年になる頃には、個数の多少をきちんと判断することができるようになります。

サルも訓練すれば、数を理解します。テュービンゲン大学のニーダー博士は、訓練されたサルの脳活動を記録し、今月の「米国科学アカデミー紀要」に報告しています[13]。サルも、ヒトと同様、頭頂間溝を使って数値処理をしていました。

たしかにサルも、バナナ4本と8本では多いほうを選びますから、「数」は年齢や動物種を超えて共通した概念かもしれません。

となると、次なる疑問は「数」の得意・不得意はどこから来るか、です。ジョンズ・ホプキンス大学のハルベルダ博士らの論文を紹介しましょう。やはり今月の「米国科学アカデミー紀要」に報告されました[14]。

11〜85歳の男女1万人以上に試験を行いました。モニター上で青い点と黄色い点のどちらが多いかを瞬時に答えるテストです。7個と14個の比較ならばすぐに判別できますが、7個と8個の区別はなかなか難しいものです。この能力は若者のほうが高いわけではありません。成長とともに能力が上がり、30代がピークで、80歳に近づくと10代前半のレベルに戻ります。

ただし、これはあくまでも平均の話です。実際には、この試験が得意な人と苦手な人がいます。面白いことに、個数判定が得意な人は、学校の「数学」も得意です。この結果は一見当然にも思えますが、瞬発的な個数の見極めと、微分積分学や幾何学は異なる能力ですから、両者に相関があるのは、意外といえば意外な事実です。

しかも、この相関は、どの年齢でも普遍的に見られました。ということは、数学のセンスは、ある程度は生まれつきの才能なのでしょう。

遺伝——。ハルベルダ博士らの実験結果は、この意味で、身も蓋もない話になってしまうのですが、周囲を見回せば、案外そんなものかもしれません。私は理系の一人として数学は比較的得意な方でしたが、それでもさらに得意な人のレベルには、どう努力しても適いませんでした。

上流階級ほどモラルが低い？

聖書のルカ福音書18章に「金持ちの議員」という節があります。その中でキリストが「財産のある者が神の国に入るのは、なんと難しいことか。金持ちが神の国に入るよりも、ラクダが針の穴を通る方が易しい」と述べています。金欲への戒めと、貧しいものへの施しを説いているのでしょう。

この「金持ち＝悪」という単純な図式は、もしかしたらキリスト教徒がユダヤ人に対して持つ潜在的な反感とつながっているのかもしれません（シェークスピアの「ベニスの商人」がよい例です）。

そんな一方的な決めつけは、さすがに単純すぎると違和感を覚える人もいるかもしれません。ところが、カリフォルニア大学のピフ博士らは、確かに「上流階級はモラルが低い」と主張しています。博士らは今年3月の「米国科学アカデミー紀要」の論文で、これを裏付ける実験的証拠を七つ発表しています。[15] 幾つか紹介しましょう。

まずピフ博士らは運転マナーについて調査しました。車のレベルが社会的ステータスを反映していることはよく知られています。博士らは、車のランクを高級車から大衆車まで五つに分類し、階級別に交通規則をどれほど守っているかをモニターしました。

横断歩道で手を上げている歩行者を待たずに通過してしまう確率は平均35％でした。ところが高級車は47％の確率で、歩行者を無視することがわかりました。また、交差点で相手の車を待たずに割り込む率は平均12％のところ、高級車は30％と、2・5倍も多かったのです。

次にピフ博士らはボランティア参加者を集めた実験を行いました。たとえば、参加者に面接官になってもらいます。就職希望者とうまく交渉しながら採用者の給料を決定するのです。この際、重要な事実があります。志願者は長期的で安定した職を求めていますが、実は、今回の採用ポジションは近々廃止予定なのです。さて、面接官はこの不都合な真実を志願者に告げるでしょうか。

実験の結果、下流層の人は素直に事実を告げて志願者と交渉する傾向が強かったのですが、社会的ステータスの高い人は事実を隠したがることがわかりました。「あとから状況が変わったことにすればよい」という作戦なのでしょう。ともかく騙してでもいいから、自分に有利に交渉を進めるのがステータスの高い人の特徴です。

もう一つ。キャンディの入った籠を見せて「これから子供たちに配るのですが、よろしければ幾つかどうぞ」と言うと、上流層のほうが多くのキャンディを持っていくこともわかりました。

論文にはこうした興味深いデータが並んでいるのですが、ピフ博士らが最後に行った実験が、もっとも象徴的です。「自分は社会的地位が高い」と思って行動をしてもらう実験です。すると、下流層の人でも貪欲さが増し、非道徳的な態度になります。つまり、モラルの低さは生まれつきではなく、その地位が作ったものなのです。

さらに面白いことには、「金欲は悪いことでない」と付け加えると、「実るほど頭を垂れる稲穂かな」はどこへやらで、下流層の尊大ぶりは、上流層よりもひどいものになりました。単に有頂天で「天狗になっている」のか、あるいは、上流層から普段受けている仕打ちへの腹いせなのかはわかりませんが、醜悪な人の心理を、見事に浮き彫りにした実験結果だと言えます。

自分の評価はなぜ高くなる

大学教授に行ったアンケートがあります。「あなたは周囲の平均的な同僚たちに比べ優れていますか」という質問です。なんと94％の教授が「はい」と答えました。「平均」の算出法を考えれば、この数値は明らかに高すぎます。要は自分への過信、うぬぼれているのです。「教授たちは人格に問題がある。付き合わぬが仏」。そう感じた方もおられるでしょう。しかし、これは地位や名誉を手にした人にのみ生じる現象ではありません。

たとえば「平均に比べて公平に振る舞っていますか」と聞かれたらどうでしょう。もちろん、人間である以上、誰だってえこ贔屓《ひいき》してしまうことはあるでしょう。しかし、不平等がまかり通るこの理不尽な世間で、あなたは世間の平均に比べれば、公平に人に接しているほうでしょうか――。そんな質問です。

私が調べた範囲では、この質問にはほぼ１００％の方が「はい」と答えます。つまり、自分を「不公平な人」だと評価している人はほぼいないわけです。このように自分を平均以上だと勘違いする傾向は、「ベター・ザン・アベレージ効果」と呼ばれ、普遍的に見られる現象です。

どうしてヒトは自分を見誤ってしまうのでしょうか。しかも、現実よりも高く評価してしまうとは、なんともイタいところです。

高評価されるときの脳の反応を測った実験があります。ベルリン自由大学のコルン博士らが先月発表した論文によると、「君は誠実な人だね」「いつも親切で頼りになるよ」などとポジティブな評価を受けると、腹側線条体が活動します。[16]この脳部位は報酬系です。つまり快感を生みます。

嬉しくて学習が進む――これは強化学習として知られる脳の基本機能です。イヌがエサを欲しくて「お手」を覚えるのも同じ現象で、脳が進化の過程で培った根本的な動作原理です。

褒められることは心地よいわけですから、叱られたり咎められたりした内容よりも印象に残ります。結果として、自分のイメージは良い方向にバイアスが掛かります。この意味で、自己肯定のイメージは、他人がこしらえたものだと言えそうです。

では、自分を勘違いして高評価することに、どんな利点があるのでしょうか。デューク大学のレアリー博士は「たとえ自己像が本来の姿と違っても、ポジティブな自己像は、健全な精神や幸福感、そして社会的な成功にも関係するため、生物学的な意義がある」と説明しています。[17]なるほど。天狗になることも悪くないと。

しかし、天狗になっているだけでは問題です。自己像は現実よりも美化されているのです。いや、そもそも現実とはギャップがあるという事実に気づきさえしないわけです。ヒトは自分の悪しき面に無自覚です。

いじめやＤＶ、幼児虐待や人種差別といった問題が、これほどメディア報道されながら一向に消えないのは、加害者に当事者意識がないことも理由の一つです。風評被害に至っては、ほぼ全員が加害者になったことがあるでしょう。しかし、その事実を普通は意識しません。

クイーンズランド大学のオキモト博士らは「他人に損害を与えた人が、謝罪を拒否したとき」の心理変化を調べています。[18] 自分が悪いのに謝らなかったら「申し訳ない気分」になりそうですが、実際は逆で、権力で社会を支配している優越感を覚えるのだそうです。結果として、さらに自尊心が増します。

いやはや、ヒトの心の醜悪ぶりには目を覆うばかりです。いや、ここまで行き着くと、私は逆に「可愛さ」さえ感じます。脳がそうデザインされているのならば、もはや嫌悪すべき心理傾向として捉えるべきではなく、私たちは各自、この「含み損」を織り込み済みとした自己像を作り上げてゆくほうが建設的なのかもしれません。

好調な人の運は伝染する

気合――私が研究室で愛用している言葉です。学生を鼓舞するときにこれほど便利な言葉はありません。もちろん気合さえあれば十分というわけではありませんが、研究には最低限の気合が必要なこともまた確かです。

大相撲観戦にゆきました。相撲はまさに気合が勝負を決する競技です。何カ月、いや、何年にもわたる厳しい稽古がわずか数秒で決します。乾坤一擲《けんこんいってき》。高度な技巧と心理的駆け引きが土俵で凝集されているわけです。

場所優勝するためには、90％以上という驚異的な勝率が必要です。ほとんどの場所において、優勝は横綱が持っていきます。つまり統計的にいえば「横綱は滅多に負けない」となります。もちろん、大関や関脇も強いのですが、それでも横綱との差は歴然としているということなのでしょう。実際、相撲と将棋はプロと素人が対戦しても番狂わせがまず生じないといわれます。それほど、実力に格差のある競技なのでしょう。

サッカーもそれに近いかもしれません。Jリーグで優勝するためには75％近い勝率を取る必要があります。相撲に比べれば低いかもしれませんが、野球に比較すれば、優勝ラインの高さは明確です。

プロ野球では優勝チームの勝率が50％台であることは珍しくありません。大相撲のように全勝優勝なんてとんでもない。最強のチームであっても、半数近い試合で負けてしまう――それが野球です。

と、ここまでは、あくまでも「確率論」の話です。実際には、野球の試合を見ていると、単純な確率では説明できない「流れ」があることに気づきます。連勝や連敗が続く時期はもちろん、各ゲーム内を見ても、押せ押せムードの時間帯や、我慢の時間帯があります。選手個人についても同様です。絶好調の人もいればスランプの人もいます。

さて、ここで冷静に考えてみましょう。浮き沈みの流れは本当に存在するのでしょうか。サイコロを振って1の目が連続で出ることは珍しくありません。好調や不調の波は、単なる偶然が重なった結果なのでしょうか。それとも本当に存在するのでしょうか。

コーネル大学のギロビッチ博士らは、バスケットボールのショットを調べ、成功とミスの並びは全体としてランダムであることを示し、「試合の流れは都市伝説にすぎない」と主張しました[19]。

ところがマックスプランク研究所のラーブ博士らは、バレーボールの試合データを個人別に調べ、半数の選手については好不調はランダムと区別がつかないが、残りの半数では成功とミスの連鎖がランダムではないことを証明します[20]。つまり、「波」に乗るか乗らないかは、その選手のタイプによるというわけです。

面白いことに、個人の「流れ」は当人だけでなくチームメイトにも感染するようです。

カリフォルニア大学のボック博士らは昨年、30試合以上連続安打を記録中の「ノった」選手がいるチームは、仲間の平均安打率も上昇することを統計的に示しました。[21] ボック博士らは、このように運の伝染する理由を、「ヒトには自然と他人の動きを真似るクセがあるからだろう」と説明しています。

つまり、チームには、なんらかの「雰囲気」が、確かに存在するということです。となれば、気合の入った仲間に近づき「ご利益」のお裾分けをもらうことは、自分の運気を高めるための、理にかなった作戦だといえそうです。

人の心を動かす〝言葉〟とは？

1から10までの数字を一つ頭に思い浮かべてください――。どんな数字を思い浮かべたでしょうか。

こんなシンプルな調査ですが、集計をとると意外なことがわかります。思い描く数字は、偶数よりも奇数が多いのです。確率的に言えば、奇数も偶数も同等で50％になるはずですが、実際には、偶数を思い浮かべる人は20％しかいません。

しかし次のような状況ではいかがでしょうか。

「先ほど思い浮かべた数字が、もし偶数だったら500円差し上げます。あなたが思い浮かべた数字はいくつですか？」

カリフォルニア大学のブライアン博士らが昨年発表した集計データによると、申告された偶数はほぼ50％になりました[22]。本当は奇数を思い浮かべたのにウソをつく人が30％もいることになります。

ここでブライアン博士らは、虚偽の申告をできるだけ抑えるためには、どのように忠告したらよいかと思いを巡らせました。

そして、次の二つの声かけを試しました。

A　ウソをつかないで
B　ウソつきにならないで

の二つです。さて、効果が強かったのはAとBのどちらでしょうか。

どちらの表現が、より自分の心に響くのかを考えればわかるでしょう。答えはBです。「ウソつきにならないで」と言われたほうが効くのです。実際、グループBでは、偶数の申告率は20％まで下がりました。つまり、ウソをつく人はほぼゼロになったのです。一方、グループAは50％のままでした。

この実験のルーツは、犯罪心理学の研究にあります。そもそも犯罪者はなぜ罪を犯すのでしょうか。好んで罪を犯す人は少なく、多くのケースでは、貧困や宿怨や嫉妬、失恋など、止むに止まれず犯罪に走っています。このときの心理は「本来の自分は善良なのだが、今回ばかりは特別だ」と心に蓋をします。

多少なりとも罪悪感がある人であれば、自分が「根っからの悪人」でないことは、自分が一番よく知っています。ですから「本当の人格」と「実際の行動」は別物であるとして、犯罪に走る自分を心理的な安全圏に避難させるわけです。

さて、改めて先の問題を見てみましょう。忠告Aの指摘対象は「虚偽の申告」という「行動（＝一回の過ち）」にのみ言及したものですが、忠告Bは「人格」そのものに言及しています。だから心に届くのです。

興味深いことに、ブライアン博士らは、選挙でも同様な現象がみられることを報告しています。[2] 投票率をあげるために、「投票は大切です」というよりも、「投票者として振る舞うことは大切です」と諭したほうが効果的でした。

この効果は、教育現場はもちろん、社内研修やスポーツ講習など、多くの場面で応用が利きそうです。「犯罪なんてしないで」より「犯罪者にならないで」。「裏切らないで」より「裏切り者にならないで」。「怠けないで」より「怠け者にならないで」。「無駄遣いをしないで」より「浪費家にならないで」。「いつも笑って」より「にこやかな人になって」。「私の状況を理解して」より「私のよい理解者になって」。「泣かないで」より「泣き虫にならないで」。こんな具合に具体例がいくらでも思い浮かびます。

プロポーズの言葉はどうでしょうか。「結婚してください」と「一生のパートナーになってください」では、どちらが成功率は高いでしょうか。試してみる価値がありそうです。

女性の勝負色は「赤」

女性誌のグラビアモデルをされている方とファッションの話をする機会がありました。私はファッションや流行には疎いのですが、一般論として「赤色は女性の魅力を高める」という心理学データがあることを伝えたところ、とても驚いていました。衣装のセンスを優先させるのならば、必ずしも赤色は上位に入らないようです。たしかに、赤色の服を着て外出する人は多くはありません。

ロチェスター大学のエリオット博士らは以前より、色が心理状態に与える影響の解明に取り組んでいます。その一環として、女性の服の色が男性に与える影響を調査しています。

博士らはコンピュータ画像処理で、女性の服の色をさまざまに変化させ、どの色がより男性にアピールできるかを調べました[24]。その結果、赤色がもっとも魅力的に見えることがわかったのです。

服の色でなくても、アクセサリーや背景を赤に変えても同じ効果が得られました。このデータは5年前に発表された論文には「ロマンティック・レッド」という印象深いタイトルが与えられていたことを覚えています。ちなみに、女性同士には、赤色で魅力が高まるという効果はありません。あくまでも異性へのアピールという点で赤色に効果があるわけです。

エリオット博士らの上記の研究は、発表当時、話題になりましたが、一方で批判もありました。その一つは、調査対象がアメリカやヨーロッパの人に限られていたことです。人の「好み」は文化や環境の影響が無視できません。つまり、先の結果は、「赤」が内包する独特の質感ではなく、文化的背景から生まれた副次的効果ではないかという批判が成り立つわけです。

エリオット博士らはこうした反論に対して、先月、見事な回答を提示しました。[25] 博士らが着目したのは、西アフリカの内陸国ブルキナファソの先住民です。この民族に着目した理由は二つあります。

まず、彼らは現在でも欧米型の文化から距離を保っていることが挙げられます。つまり、文化的な要因がほぼ排除できます。もう一つは、彼らの文化圏では、赤は「不吉な色」とされ、忌み嫌われていることです。

エリオット博士らは、そんなまったく異なる文化特徴を備えたブルキナファソの先住民でさえ、やはり赤色が女性の性的魅力を高めることを証明しました。どうやら赤の効力は万国共通のようです。

エリオット博士らは「赤の魅力は原始的に獲得された性的信号ではないか」と推測しています。恋心で照れたり、性的に興奮したりすると、顔から胸元にかけて赤味がかります。男性はそうした女性の身体変化に無意識に気づき、情報として自然と活用しているのだろうというわけです。

また別の実験によれば、排卵日が近づくと、地肌の色調が明るくなることも示されています。[26]さらに、排卵にあわせて露出度の高い服を着る傾向も高くなります。[27]つまり、女性の「赤さ」は妊娠しやすさの信号となります。

となれば、女性にとって、赤色の服を着ることは、潜在的な性的アピールと直結します。これが冒頭のモデルの驚きの反応につながるのでしょう。

むやみに男性に性的アピールする行為は、ヒト社会では、それほど有益ではありません。普段は赤によるアピールを本能的に避けている――これが赤色の服があまり一般的でない理由ではないかと、私は推測します。

ウソは目でバレる

男は女心を読むのが苦手――そんな研究データが発表されました。[28]「やはりそうか」と感じると同時に、「なぜ苦手なのだろう」という好奇心をもって論文を読みました。男性が相手の心理状態をうまく認識できないことを示すデータは、実は、これまでにも少なくありません。通常は顔写真から感情を言い当てるテストを行います。すると確かに、女性のほうが、喜怒哀楽を上手に読み取るのです。[29]

ところが話は、もう少し複雑です。なぜなら、マサチューセッツ工科大学のウィリアムズ博士らが、「怒り」の感情を読み取るのはむしろ男性のほうが素早いことを報告しているからです。[30]

表情は主に目や口や頬に表れます。こうしたパーツの絶妙な組み合わせで多様な表情を作り出すことができます。笑顔一つとっても、目を細めて笑う、歯を出して笑う、はにかんで笑う、あざ笑うなど、微妙な感情を相手に伝えることができます。

ところで、「笑顔」は、アメリカへの留学経験で知った、日本の面白い特徴の一つです。たとえば日本では、銀行の窓口やレジ打ちの女性は、たいてい朗らかに微笑んでいます。アメリカではどちらかといえばムスッとした顔で作業をしています。当初は戸惑いましたが、あれはあれで「素直な気持ちで仕事をしている」わけで、次第に気にならなくなります。逆に日本のほうが、楽しくもないのにニコニコしているのですから、気持ち悪い習慣だとも言えそうです。

ヒトが作り笑いできるのは、表情を作る筋肉を意図的に動かすことができるからです。専門的には「表情筋は随意筋である」と言います。その筋肉のおかげで、笑顔だけでなく、ヘン顔やドヤ顔などを作って、自在に遊ぶことができます。

この事実は重要です。なぜなら「ヒトは表情で嘘をつくことができる」ことを意味しているからです。表情を作って本心をカムフラージュできるのです。となれば相手はどこに信頼をおいて会話をすればよいのでしょうか。

面白いことに、なぜか人は気づきます。「なんとなくこの笑顔はニセモノ臭いぞ」と。どうしてでしょう。そう、目でバレるのです。目の周りの筋肉は意識的に制御できません。眼輪筋は不随意筋です。だから「目が笑ってない」という現象が起こります。つまり、表情から感情を読むときには、目(もしくは目の周辺)から本心を探ることが主な作業となります。冒頭で紹介した論文は、まさに「目を読む」能力を測定した実験です。デュイスブルク＝エッセン大学のシファー博士らの研究です。

21〜52歳の男性に、様々な「目」の映像を見せ、二つの質問をしました。「男性か女性か」と「楽しそうか悲しそうか」です。

すると、男女の区別はきちんとできたのですが、女性の目の場合のみ、感情が上手に読めないことがわかりました。男性の目の感情は90%ほどの正答率なのに対し、女性の目では75%程度でした。

さらに博士らは、「相手の心を察する」のに重要な前帯状皮質の脳活動が、女性の目を読み取るときに生じないことも見いだしました。つまり男性は表情を読むのが全般的に苦手というわけでなく、異性の表情のみを苦手とするのです。同性の顔ならばきちんと把握できます。

クイーンメアリー大学のラーマン博士らは「男性の脳は、異性よりも、むしろ同性の感情や、危険な表情を読むことに特化しているのであろう」と推測しています[31]。なるほど、太古の狩猟時代には、男性同士のコミュニケーションは大きな意味を持っていたことでしょう。こうして進化の過程で築きあげた傾向が、現代人の男性脳にも残っているのかもしれません。

自分が下す「判断」はとても曖昧

将来自分がどんな気分になるかを予想するのは、なかなか難しいものです。

たとえば、何かの復讐に燃えていて、復讐を果たしたらさぞかし爽快だろうと思っていたとしましょう。しかし、実際にリベンジしても、予期していたほどには達成感が得られないことが知られています。[32]復讐だけではありません。賞を勝ち取ったときや、告白が成功したときも、当初思っていたほどには感激しないことが心理実験から証明されています。

逆のケースも同様です。テストで悪い点数をとっても、事故で身体に障害を負っても、昇進試験で失敗しても、もちろんショックは受けますが、想定していたほどショックが長引かないのです。

つまり、私たちは「自分の未来の心の動き」を過大評価する傾向があります。これに関して、ハーバード大学のギルバート博士らの研究を紹介しましょう。[33]

博士らは大学生41人を募集し、ごく短時間の会話デートを設定しました。33人の女子学生が男子学生8人に次々と会い、5分間の会話を楽しんでいくという連続デートです。会話の後には女性たちに男性の魅力を評価してもらいます。実験はこんな具合です。

まず、各デートの前にこれから会う男子学生のプロフィールを見ます。名前、年齢、身長、出身地、趣味や好物などの個人データが顔写真とともに記されています。その記載内容から、この男性との会話がどれほど楽しいかを100点満点で予想します。このときついでに、直前までその彼とデートしていた女性が実際に彼につけた点数も知らされます。

その後、実際に会話をしてもらい、そのときの楽しさを再び100点満点で評価してもらいます。さて、予想と現実。この二つの点数はどれほど似ていたでしょうか。

面白いことに、両者には平均22点も差がありました。想像していたより楽しかったか、あるいは期待よりつまらなかったかは、相手によって異なりますが、いずれにしても、プロフィールだけからでは、現実の魅力は予想できないというわけです。

ところが意外な事実がわかりました。実際につけた点数は、たしかに予想とは異なりましたが、直前に別の女性のつけていた点数とは11点ほどの差しかありませんでした。つまり、最終的な自分が下した評価は、当人の予想ではなく、その前に他人がどのように判断したかという「事前情報」に近かったというわけです。

皮肉なことに、彼女たちに「自分の予想と他人の評価はどちらが当たっていましたか」と訊ねると、75%が自分の予想のほうが正確だったと答えています。つまり他人の評価に引きずられていることに気づいていないのです。さらに「これからデートする男性について、自分自身で行う予想と、他人が下した判断は、どちらが自分の主観に近いでしょうか」と訊ねると、84%がやはり自分の予想だと答えるのです。

人は無意識のうちに他人の判断を気にしていて、他人の判断をあたかも「自分自身の意見」であるかのように取り入れています。そう、私たちの知性は、知らず知らずのうちに他人の強い影響下に置かれた「傀儡知《かいらいち》」です。しかも、周囲に操作されていることに気づかず、「自分で判断した」と勘違いしている自尊心に満ちたパペットです。

この無意識の癖は、ブランド品への嗜好や、芸術作品の評価、スポーツの芸術点、経済トレンドの見積もりなど、様々な場面に関与していることでしょう。

私たちは幼い頃からずっと「自分なりの意見を持つように」「他人の意見に流されてはいけない」と教育されて育ってきました。この結果、「自分の考えがない」という宙ぶらりんな状態に強いストレスを感じるように洗脳されています。しかし、最新の脳研究が示す自分像は、そんな「理想像」とは正反対です。

でも、これはもう仕方のないことです。脳の仕組みがそうなのですから。自分の感情や意見は予測できないかもしれませんが、でも、ここは割り切って、潔く「あえて周囲に流される」という作戦を意図的にとってみるほうが、妙なストレスが減ってよいのかもしれません。

そもそも「自分なりの意見をもつ自分」という理想像自体もまた、親や教師の意見によって自分の脳回路に強制インストールされた「借り物」の自分像に過ぎないのですから。

手を握るだけで記憶力は上がる

手軽に記憶力を高める方法があればなぁ――そんなふうに考える人は多いでしょう。私は脳の中の部位でも、とくに海馬について研究しています。つまり「記憶の専門家」です。だからでしょうか。冒頭の要望をよくいただきます。

もちろん、そんな魔法のような方法があれば何より私自身がまっさきに試しているでしょう。結局、「残念ながら、私の無様な記憶力をご覧ください」と答えるしかありません。記憶向上については「魔法」はなく、やはり努力と根気が肝心なのでしょう。

ところが、手軽に記憶力を増強する魔法が、米モントクレア州立大学のプロッパー博士らによって、本当に発見されたから何より私が驚きました。先月の「プロスワン」誌に掲載された論文がそれです[34]。なんと「手を拳にしてギュッと握る」だけで効果があるというのです。どういうことでしょうか。詳しく見てみましょう。

博士らは、51人の一般参加者を募って、記憶テストを行いました。36個の単語を覚えてもらうテストです。目の前のモニターにつぎつぎと単語が提示されてゆきます。一つの単語の表示時間は5秒間。つまり全3分間かけて表示されてゆきます。

すべて見終わったあとで、覚えている単語をすべて紙に書き出してもらいます。さすがに難しい課題ですので、正しく思い出せる単語数は、平均8・6個でした。

さて、ここで手を握ってもらいます。直径5センチメートルのゴム製のボールを思い切り握りしめます。握る時間は45秒間。終わったら15秒休んで、もう一度45秒間できるだけ強くボールを握ってもらいます。これが1セットです。

このセットを、単語を覚える前と、書き出す前にそれぞれ行ってもらいます。たったこれだけの作業ですが、正しく思い出せた単語の数が平均10・1個に増えました。18%も増加した計算になります。

手を握るだけならば、文字通り「手」軽ですから、すぐにでも試してみたくなります。ただし注意も必要です。なぜなら右手と左手で効果が異なるからです。覚える前には「右手」で、思い出す前には「左手」でボールを握りしめなくては効果がありません。間違えると逆効果となり、何もしないときよりも成績が下がってしまいます。

「右→左」の順で握らなくてはならないのには理由があります。脳半球の機能が左右で異なるからです。１９９４年に提唱された「ＨＥＲＡ仮説」によれば、左の前頭葉は「覚える」こと、右の前頭葉は「思い出す」ことに関与するそうです。[35] 脳の身体支配は左右が交差しますから、右手を握ると左の前頭葉が、左手を握ると右側の前頭葉が活動します。だから、覚える前は右手、思い出す前は左手を握る必要があるということのようです。

今回のプロッパー博士らの研究は「右利き」の人に限った話です。博士らは「左利き」でも同じ実験を行っているようで、「結果は別途公開する」と言っていますから、発表が楽しみです。

付け加えて言うのならば、今回は記憶力の話ですが、手を握る所作は、感情のコントロールにも活用できることが、過去いくつかの研究から指摘されています。データによれば、右手を握ると、幸福感や怒りなど、外に感情が向くようになるのに対し、左手を握ると、悲しみや不安など、内向きの感情傾向になります。[36] これも脳の左右差に起因した現象です。

お金が「命の価値」を軽くする

枯葉ひとつの重さもない命——私が好きな曲「ルビーの指環」（松本隆作詞・寺尾聰作曲）の歌詞の一部です。1981年の日本レコード大賞を受賞した名曲です。当時小学生だった私の心に響いたのが「命の重さ」について述べている、この歌詞でした。実際のところ、「命の価値」は金額にしたら幾らでしょうか。話題にすることさえ憚られる不謹慎な質問にも思えますが、実社会ではこれが問われる場面が多々あります。

たとえば交通事故。毎年5千人弱もの人が交通事故で亡くなっています。損害賠償を要求される加害者もそれに近い人数がいるということです。この場合、司法手続きにのっとり、「命の値段」が計算され、加害者（もしくは保険会社）から遺族への支払い請求が出されます。

もっと身近なところでは、生命保険がそうです。「月々○○円の掛け金を支払えば、死亡時に△△円受け取ることができます」などと具体的な数値となって、「命の価格」が提示されます。支払可能額、つまり経済力に応じて算出されるわけです。

これが人の命でなく、動物の命となると、さらに話は複雑になります。ペットショップでは「命の売買」が日常的に行われていますし、製薬会社ではネズミと引き換えに、ヒトを救うための薬が日々探索されています。ヒトと動物ではどちらの「命」が重いのでしょうか。これは相当な難問です。

命の価値について、ボン大学のフォーク博士らの研究を紹介しましょう。今月の「サイエンス」誌に発表された論文です。[37]

フォーク博士らは、129人の一般人を集め、人々がネズミの命を救う意志がどのくらいあるのかを調査しました。

実験はシンプルなもので、こんな状況です。研究施設で不要なネズミを殺すことになりました。さて、二つの選択肢が提示されます。

選択肢1　10ユーロもらう
選択肢2　その10ユーロをもらわずに寄付すればネズミは継続飼育され、天寿を全うする

これは見せかけの実験ではなくて、現実に選択した通りになります。

参加者には事前に、ネズミがまだ若くて健康であること、平均寿命が約2年であることなどを説明し、ネズミの生態系や殺処分の方法などの映像を見てもらいました。その上で選択してもらいます。結果、46%の人が現金をもらうことを選びました。これらの人々にとってはネズミの命は10ユーロ以下の価値でしかないということです。

フォーク博士らはさらに興味深い事実を見いだしました。この選択に「市場原理」を

導入したのです。参加者に便宜上「売り手」と「買い手」のグループに分かれてもらい、ネズミの命を救うか、各10ユーロずつもらうかという仮想的な「取引」を行う状況を作りました。すると75％の確率でトレードが成立しました。つまり、先ほどの選択状況よりも多くのネズミの命が奪われました。どうやら「市場原理はモラルを低下させる」ようです。

博士らは「取引現場では複数の人がいるため、それだけ罪悪感が分割される。また周囲の人がネズミを犠牲にしているのを見れば、モラルはさらに低下しやすくなる」と述べています。また「マーケットが存在するという事実自体が、ネズミを犠牲にするという選択があり得るという社会的シグナルとなっている」とも述べています。

つまり、命を「枯葉」程度の重みにしているのは、お金の存在だというわけです。たしかにお金は便利なツールですが、「なんでもお金で買える」と考えた瞬間、お金は心を潤す泉水から、心を枯らす除草剤へと変貌するのでしょう。

仕入れたネタを話してスッキリ

先日の学会での会話です。

教授A「そういえば池谷君は週刊誌で連載していたね」
教授B「それはイカン。そもそも研究は専念しても成果があがるとは限らない難物だ。余計な時間を浪費していては研究の質が落ちるのはまちがいない」
教授A「しかし国民の税金を使って研究している以上、一般社会への還元は必要なことでしょう」
教授B「メディア露出が還元だと。勘違いも甚だしい」

2人の教授の議論は熱く続けられました。その一方で、私はなんとなく置いてきぼりを食った思いをしたのも事実です。なぜなら私は「社会還元」とか「研究者の役割」とか、そんな重々しい責務に駆られて執筆をしているわけではないからです。単に「好きだから」としか答えられない何かに突き動かされてやっているだけのことで、2人の教授の議論レベルとはまったく異なる価値観に基づいて連載を続けているのです。

そうなのです。私は何かを知ると、ともかく人に話したくなるのです。もしかしたら、皆さんの中にも私に似た方がおられることでしょう。ゴシップネタを仕入れると人に伝えたくなりませんか。「Aさんは近々結婚するらしいよ」「Bさんは宝くじで5億円当たったそうだよ」など、ちょっと面白いネタを仕入れると、なぜか他人に話したくなります。私がやっていることは、この延長です。

私は仕事柄、毎朝、最新論文をチェックしています。日課です。科学は欧米を中心に進んでいますから、日本に住む私にとっては寝ている間に論文が発表されます（日本の研究者も欧米の専門誌に成果を発表するのです）。ですから毎朝起床すると、たくさんの最新論文が公開されています。

科学の最先端をライブで知ることは本当に心地よいものです。毎日、関連論文を100報以上はチェックしています（多くは論文題目のみですが）。すると、思わず人に伝えたくなるような面白い発見に出会うことがあります。それを週刊誌で紹介しているというわけです。つまり、連載は、私の「伝えたい欲望」のはけ口なのです。

今回もまた、最近見つけた論文を紹介しましょう。「なぜ人は面白い情報を人に伝えたくなるのか」という、ミシガン大学のフォーク博士らの研究です。[38]

博士らは、短いバラエティ番組を24種類用意し、それを見ているときの脳活動を測定しました。さらに、三つの観点から番組を評価してもらいました。「感動したか」「よい番組だったか」「人に教えたくなったか」です。

三つの質問は似ているようですが、異なります。感動したからといってよい番組だとは限らないし、よい番組だからといって人に伝えたくなるわけでもありません。フェイスブックの「いいね！」と、ツイッターの「リツイート」が異なる機能を持っているのと似ています。

実際、それぞれの場合で、脳の活動パターンが異なります。感動したときは主に前頭葉が、高評価を下したときには側頭葉と頭頂葉の境界が活性化しました。そして、人に伝えたくなったときには、両者の活動に加えて、報酬回路も活性化しました。つまり、快感なのです。

快感回路が作動したとき、人は「自分だけのものにしておくのはもったいない」「私はこんな秘話を手に入れたぞ」と、他人と情報を共有したくなるのです。言い方を変えれば、「人に伝えたい」という感情は、相手への思いやりではなく、それを通じて自分が快楽を得るための自己満足的な行為というわけです――。

と、ここまで書き終え、ああ、今回もいつも通りスッキリしました。

見つめているから好きになる……

君の青い瞳で君は僕を愛らしく見ている。すると僕の心の中はもう夢見心地――ハイネの一節です。読むだけで気恥ずかしくなるような甘美な詩です。

恋い焦がれる相手からの眼差しはともかく、一般的に、人に見つめられるとき、私たちはどう感じるのでしょうか。人に見られているときの脳活動を測定したデータがあります。ロンドン大学のカンペ博士らの研究です。[39] 見られると脳の報酬系が活性化しました。

この事実から、目が合うことは本質的に快感であることがわかります。しかも、相手が魅力的な人であればあるほど、見られたときの快感回路が活性化しました。ハイネの心情は、きっと、この延長にあるのでしょう。

しかし、野生動物では様子が異なります。一般に動物は目を合わせるのを嫌います。じっと見られるのは敵に獲物として狙われているサインです。サルの場合は威嚇の社会シグナルにもなっています。

シドニー大学のメアシャール博士らが今年4月に発表した論文を紹介します。[40] やはり視線に関する発見です。

私たちの視線を読む能力は驚異的です。5メートル離れた人が、自分を見ているか、自分から10センチ右隣の物体を眺めているかを区別できます。この二つの視線の違いは、白目と黒目の位置比でいえば、ほんのわずかな差です。コンピュータに、この微妙な視線の違いを画像識別させることは困難です。しかし、私たちの脳はたやすく区別します。

メアシャール博士らは、この視線識別力を詳しく調べました。日常生活では、相手の目が必ずしもはっきり見えているとは限りません。ときに曖昧な状況で判断をする必要があります。そんな曖昧な状況下では、本当は見られていないのに「こちらを見ている」と判断する傾向があるそうです。つまり、見られていることを期待しているわけです。これが快感回路によるものかどうかは、今回の結果からはわかりませんが、ヒトがアイコンタクトによるコミュニケーションを大切にする生物であることを裏付けています。

ところで、視線は見られるだけでなく、視線を送る側の心理にも影響を与えます。カリフォルニア工科大学の下條信輔博士らがこれを証明しています[41]。写真に写った2人から好みのほうを選んでもらうという実験です。選択中の視線の動きをモニターすると、決断する前に、すでに好きなほうをより長く眺めていることがわかりました。はじめは均等に視線を送っていても、徐々に見つめる時間に偏りができて、長く見ている写真を「好きだ」と選ぶわけです。

そこで下條博士らは、わざと一方の写真を長く見せるように視線の動きを強制的に操作し、好みがどう変化するかを調べました。すると、たしかに長く見せられた写真を「好きだ」と選ぶ人が多いことがわかりました。

見るから好きなのか、好きだから見るのか——ヒトの心は複雑です。

冒頭のハイネの詩。想いを寄せる女性に見つめられて有頂天になったハイネも、彼女にたくさんの視線を送っていたことでしょう。いや、だからこそ彼女がこちらを見たことに気づくことができたのでしょう。

リフレッシュして記憶力アップ

仕事の合間の息抜きは、心をリフレッシュさせてくれます。そして、また新たな気持ちで仕事にうちこむ気分を育んでくれます。

今回はリフレッシュの効果について、ブエノスアイレス大学のヴィオラ博士らの一連の研究を紹介しましょう。まず4年前に発表された、ネズミを用いた研究から。[42] ネズミがリフレッシュするとは、それだけでも驚きますが、実際、リフレッシュによってネズミの記憶力は高まるのです。

博士らは、ネズミを用いて、物体を識別するテストを行いました。ネズミを箱の中に4分間入れます。箱には、積み木やボールやスプーンといった物体が、二つ置かれています。

しばらく時間が経ってから、再び同じ箱にネズミを、今度は2分間入れます。ただし、二つの物体のうち一つが、別の物体に変更されています。すると「おや？」と思うのでしょう。ネズミは新しい物体を見に来ます。つまり、新しい物体の近くにどのくらい長くいるかで、ネズミの記憶力を測定することができるのです。

はじめに箱に入れてから、30分後に試験を行うと、75％の時間を新しい物体に費やすことがわかりました。ところが、2日後に試験を行うと、古い物体と新しい物体は五分五分の時間になります。つまり、30分という短時間ならば覚えていられるけれど、2日間は覚えていられないというわけです。

そこでヴィオラ博士らは、ネズミにリフレッシュしてもらうことにしました。箱を出たあと、通常はすぐに巣に戻すのですが、これまでに一度も来たことのない新鮮な場所で5分間過ごしてもらいました。そして2日後に試験を行ったところ、成績は70％にまで上昇しました。記憶が強化されたのです。この結果から、リフレッシュには短期記憶を長期記憶へと引き伸ばす効果があることがわかります。

ちなみに、リフレッシュは最初に箱へ入った直後でなくても、1時間後であっても、効果がありましたが、4時間後では効果がありませんでした。さらに、箱に入る前にリフレッシュしても、記憶力は増強されました。つまり、リフレッシュ前後の1時間が、記憶増強タイムなのです。

博士らは、先月、この発見をヒトにも応用しました。[43] 1676人の小学生を対象に試したのです。

まず担任の先生が、いつもどおり国語や図形を授業で教えます。そして授業後、生徒たちは普段は授業をしない場所（たとえば実験室や視聴覚ホールや中庭）に移動してもらいます。そこで初めて会う先生が理科や音楽を20分教えます。すると、先ほど教えた国語や図形の記憶成績が1・5倍に高まったのです。ネズミの場合と同じで、「リフレッシュ授業」は通常授業の直前に行っても効果がありましたが、やはり間隔を4時間以上置くと効果は得られませんでした。

重要なことは、「今日はリフレッシュ授業があるよ」と事前に生徒へ知らせると、効果が消えてしまう点です。不意に行われることがリフレッシュとなるようです。

ヴィオラ博士は「小学校の授業ですぐにも応用できるだろう」と述べています。ちょっとした工夫で成績が上がるのですから、現実的に応用可能でしょう。しかし、生徒のスケジュールを管理できる授業という形態ならばさておき、普通の社会人が、「不意」なリフレッシュを、自分で取り入れるにはどうしたらよいでしょうか。どうにも悩ましいところです。

II 人類2・0

ゲームがもたらす良い効能

バルセロナに来ています。欧州神経科学会に参加するためです。2年に1回催される大会で、世界中の脳科学者たちが最新のデータを発表し合います。

今回の目玉イベントは、ジュネーブ大学のバヴェリエ博士の特別講演でした。彼女はテレビゲームの脳研究で有名です。ウィットにとんだプレゼンで、興味深いデータを発表していました。[44]その一部を紹介しましょう。

今日のゲームの普及率を考えれば、テレビゲームが脳にどんな影響を与えるかを調べることは重要です。先進国では、学校に通う子どもたちの9割が日常的にテレビゲームで遊んでいます。

子どもたちだけではありません。家計主の実に7割（平均年齢33歳）が、ゲームに興じているという調査データもあります。

バヴェリエ博士は、ゲームをよくする人としない人について、多くの能力を比較しています。意外に思われるかもしれませんが、ゲーマーのほうが様々な成績がよいのです。

たとえば、コントラストが不明瞭なシマ模様を0・5秒提示し、シマの向きを言い当てる試験を行うと、ゲーマーのほうが3割ほど正答率は高いのです。アクションゲームが好きな人にこの傾向が強いようです。

ただし、これだけでは、ゲームをするから映像の判断が上手なのか、逆に、もともと映像の判断が得意だからゲームが上手で、ハマりやすかったのか、その因果関係がわかりません。

そこでバヴェリエ博士は、若者たちをランダムに半々に分けて、一方のグループにアクションゲームを、もう一方にはテトリスや成長ゲームなどの一般的なゲームを毎日1時間、全50日間遊ばせるスケジュールを組みました。

するとアクションゲームのグループでは、動体視力や視覚判断力が高まっていました。しかも、この効果は訓練後1年間以上も持続したのです。世間には「ゲームをすると視力が落ちる」と考えている人が多いかもしれませんが、実は逆だったのです。

言われてみれば、かつては「暗い部屋で文字を読むと近視になる」という無根な説が流布していた時代もありました。もちろん今では否定されています（本当ならば映画館は最悪！）。目の疲労と視力は無関係。視力にもっとも影響を与える因子は遺伝です。[45,46]

メガネやレーザー手術は、目に入る光の経路の矯正にすぎませんが、ゲームは大脳皮質の矯正ですから、その効果は計り知れません。

ただし、アクションゲームは何にでも効果があるわけではありません。成績上昇が確認されているものは、複数のタスクを同時並行する能力、頭の中で立体図形を回転させる空間処理、数学などです。

加えて、次の2点の効果は特筆すべきだとバヴェリエ博士は強調します。一つは、学習の速さです。たとえば先ほどの試験では、ゲーマーは単によい成績を取るだけではありません。理解や習得のスピードが速く、決断も迅速でした。

二つ目は注意の制御力です。脳の活動を調べるとわかります。博士は、集中力が散らされる状況をわざと作り、脳活動の安定性を測定しました。非ゲーマーは脳のあちこちが活動してしまうのに対し、ゲーマーは頭頂葉などの特定の部位がよく活動し、周囲のノイズに惑わされません。

このようにゲームには広範な効能があります。バヴェリエ博士は「弱視リハビリ、パイロットや軍隊や外科医の訓練、老化予防、初等教育に応用していきたい」と述べていました。楽しく能力を伸ばせる学習ならば大歓迎です。

見ている夢を当てられる日も近い

なぜヒトは夜に夢を見るのでしょう。夢にはどんな意味があるのでしょうか。

精神分析を科学的に導入することで現在の精神医学の基礎を築いたフロイトは、100年以上も前に、著書『夢判断』でこの問題に真正面から取り組みました。

彼は精神分析に「夢」を用いました。「夢は深層心理が意識に現れたものだから、内容を分析すれば欲望や衝動などの本性がわかる」という考えです。

この考え自体は、今では全面的に支持されることはありませんが、夢判断の萌芽は、フロイトよりはるか昔に遡ることができます。

たとえば、古代ギリシャの吟遊詩人ホメロスは『オデュッセイア』で「夢は見たとおりを実現してくれる作用がある」と記述していますし、旧約聖書にも夢で預言を授かる奇跡のシーンが多く登場します。とりわけ創世記に登場するヨセフは「夢解き」の達人として描かれていて、フロイトの夢分析の原型を見る思いがします。

ところで、動物たちは夢を見るのでしょうか。睡眠中のペットを見ていると、寝ながら「何か」に反応しているように見えなくもありません。我が家のイヌも、寝ているときに急に吠えだして、目を覚ますことがあります。悪い夢を見ていたのでしょうか。言葉で会話できない以上、夢を見ていたのかどうかは知るよしもありません。

この点について、ネズミの脳を観察することで、一つの答えが得られています。起きているときに経験したことが、寝ている最中に脳活動として「回想」されているからです。[47]つまり、昼間の出来事を睡眠中に思い出しているのです。この「睡眠再生」がズバリ夢に相当するかどうかは確定できませんが、ヒトの夢に似ている点があることは事実です。ヒトの夢も「過去の記憶」の再生にほかならないからです。

夢が脳内現象である以上、夢に現れるシーンはすべて本人が経験したことや見聞したことの断片的な寄せ集めであるはずです。たとえば、皆さんは古代ラテン語をペラペラと話す夢を見たことがあるでしょうか。ないはずです。いかに夢が荒唐無稽であったとしても、脳の中に情報がない以上、出現しようがないのです。同じ理由で、大空を自由に飛ぶ夢は、よほど特殊な経験がない限り、見ることはありません。

これはとても重要です。なぜなら、この事実を裏返せば、夢を見ている人の脳の活動を覗けば、その人がどんな夢を見ているのかを知ることができる可能性があるからです。

今月この夢解読を実践してみせた研究が発表されました。ATR脳情報研究所（当時）の神谷之康博士らが「サイエンス」誌に発表した論文がそれです。[48]神谷博士らは、予《あらかじ》め脳が様々な映像に対してどのような脳活動を示すかを測定しておくことで、寝ているときの脳活動から、どんな夢を見ているのかを当てられることを証明しました。

神谷博士らは工夫を凝らした判別関数を予測アルゴリズムとして用いました。さらに今回の研究では、寝ている人を起こして夢の内容を報告してもらっています。寝ぼけ頭脳なので途切れ途切れの曖昧な陳述ですから、巧妙な語彙分類法で、体系的に解析しました。

これほど工夫したにもかかわらず、現時点では当てられる範疇は20種ほどしかなく、特定の範囲に限っても予測率は最大70％程度でした。まだまだ精度は高いとは言えません。しかし私は、この研究発表に接して、聖書の預言者にも似た「夢解き」が今や科学的に可能になりつつあることに、不思議な高揚感を覚えました。

外国語がペラペラになるかは遺伝子次第!?

研究の世界では毎日のようにわくわくする発見が相次いでいます。これまで私は、書籍を通じて、現場の興奮を紹介してきましたが、実は、脳研究とは無関係な本を一冊だけ出したことがあります。英語の本です。『怖いくらい通じるカタカナ英語の法則』(講談社ブルーバックス)という、なんとも勇ましすぎるタイトルのついた本で、米留学中に英会話で苦労した実体験に基づいた実践書です。

日本語環境で育った私には、英語特有の発音が難しく、どうしてもカタカナ発音になってしまいます。そこで割り当てるカタカナを工夫することで対処し、13の法則を考案しました。

この法則を応用すると、たとえば、animalはエネモウ、hospitalはハスペロウとなります。さらなる応用例としては、Can I have …はケナヤブ、Do you mind if I …はジュマインデファイ、I want you to …はアイワニュルなど。いずれも完璧な発音ではありませんが、そこそこ「通じる」という意味では実用的ではあります。

そんな本を出しているせいか、一部の友人は「池谷は英語がペラペラだ」と勘違いしているようです。言うまでもありませんが、もちろん下手です。だからこそ裏ワザ的な本を出したのです。この本の評判は二つに割れました。熱狂的な支持がある一方で、「そんな下品な方法に頼るとは邪道だ。耳で素直に習得すべし」という健全な批判もいただきました。

どうして、こんなに意見が分かれるのでしょうか。実は、この問いは、語学研究界の有名な謎と関係があります。「なぜ第二言語の習得能力が人によって差があるのか」という謎です。

第一言語（母語）は誰もが獲得できます。しかし、大人になってからの外国語の習得には大きな個人差があります。私は中学・高校生の頃から英語が苦手で、先生には「勉強法が悪い」「気合が足りん」などと何度も叱咤されました。しかし、第二言語の習得は根性論だけで片付けられるのでしょうか。

私の研究仲間に20カ国語以上を操る人がいます。彼はどの国を訪れても現地の言葉が自然と身に着くと言います。とはいえ、さすがに滞在1カ月目はさっぱり理解できないそうですが、2カ月目に入ると徐々に耳が慣れて会話できるようになるようです。そして3カ月目には、なんと現地の大学生にその国の言葉で専門の講義ができるのです。英語さえ不自由な私からは信じがたい能力ですが、「語学の達人」は確かにいるのです。

これほどまで能力に差があるならば、その才能は生まれつき、つまり遺伝ではないかと疑いたくなります。実際、そんな報告が相次いでいます。いずれも双生児を比較する調査研究です。

２００９年に報告されたアムステルダム自由大学のヴィンカウゼン博士らの調査によれば、第二言語の習得は、環境よりも遺伝的要因が強く、後者の寄与が71％とのことです。[49] 翌２０１０年には、ニューメキシコ大学のデイル博士らも遺伝的寄与を67％とはじき出しています。さらに同研究グループは昨年、第二言語の学習能力は母語の獲得能力とほぼ無関係であることも報告しました。[50] つまり、赤ちゃんの頃に言葉を早く話し始めたからといって、将来、外国語が得意になるとは限らないということです。

ここまで赤裸々になると、英語の授業で「成績」をつけることの難しさが浮上します。努力で変更できない「遺伝子の優劣」を数値化しているだけだという側面が拭えないわけです。

私の下手な英語は、きっと生まれつきなのでしょう。観念するほかありません。だとすればネイティブ並みに上達するよう努力するのでなく、あくまでも会話のツールとして「楽しむ」ことに専念するほうが、いろいろな意味で健全だと言えそうです。

ついでに言うなれば、世間に出回っている一般向けの英語の学習本、たとえば「私はこうして英語を習得した」「聞くだけで英語上達」などと謳う本は、きっと優れた遺伝子を持った方が著したものにちがいありません。そう、私の本以外は――。

脳の電気刺激で方向音痴は改善するか

脳を刺激したら能力は高まるでしょうか——あまりに素朴な疑問すぎて、そんなバカな、と思ってしまいますが、先月、これが本当に可能であることを示す実験データが報告されました。カリフォルニア大学のフリード博士らが、「ニューイングランド・ジャーナル・オブ・メディシン」という権威ある医学専門誌に発表した研究です。[51]

実は、脳を刺激するというアイデア自体は珍しくありません。たとえば、現在広く用いられているパーキンソン病の治療はその一つです。パーキンソン病は、身体のスムーズな動きが困難になる病気で、大脳基底核のドーパミンが不足することが主な原因です。

このドーパミン不足による神経回路不全を解消するために、脳の深部を刺激するのです。この方法は「深部脳刺激術」と呼ばれ、しばしばDBSと英名略称されます。刺激用の微小電極と同時に、電源供給用の電池も体内に埋め込み、何年かおきに入れ替えます。安全性も高く、治療効果も比較的安定していることから、2000年から保険適用となっています。

このDBSの技術を、記憶に応用したのが、今回のフリード博士らの研究です。海馬は記憶をつくる脳部位ですが、フリード博士らは、この海馬へ情報を送り込む送信元の脳部位である「嗅《きゅう》内《ない》皮質」をDBSで刺激すれば、海馬が活性化して記憶力が高まるのではないかと予想をたて、これを証明しました。

この研究では、認知症などの記憶力に障害のある患者ではなく、健康な記憶力を持った人を対象にしていることが象徴的です。疾患をもとどおりに治すのでなく、正常な状態からさらに増強させているわけですから、倫理的観点から言えば、ドーピングに近いシロモノだとも言えます。とはいえ、能力の増強が、もはや夢物語ではなく、実現可能であることを示したという点は、科学的観点から見逃せません。

実験には、健常な精神レベルを保ったてんかん患者7名が参加しました。てんかんの治療の目的で、発作の着火点を探るために開頭手術をして脳を直接電気刺激することがあります。今回参加した7名は全員そうした患者です。

実験は、目の前のモニターに映された三次元の仮想空間を探索するというものです。空間内には道路が張りめぐらされ、あちこちに建物やランドマークがあります。それらの場所を覚えるのです。

参加者が空間内を探索しているときに、嗅内皮質を電気刺激すると、その後、目的地に早くたどり着けるようになることがわかりました。通常ならば、うろうろと迷って無駄なルートを通ってしまったりするものですが、街の地図を覚えるときに脳を刺激された者は、迂回が減り、効率よく近道を見つけ出すことができたのです。方向音痴が修正されるのでしょうか、なかには85％以上も無駄を減らすことができた人もいましたから、驚くべき効果です。

今回の実験では、空間認知のテストしか行われていませんので、英単語や年号を覚えたりする一般的な試験に有効かどうかはわかりません。しかし、刺激しただけで能力が高まるとはあまりにシンプルすぎて、一体脳はどんな仕組みで作動しているのだろうかと驚くばかりです。

人口増加の原因は「悪しき遺伝子」の温存⁉

小学生の頃、授業で「世界人口は45億人」と習いました。かれこれ30年以上前のことです。その後、人口は増え続け、2011年には70億人を突破しました。2100年には100億人に達するとも言われます。いわゆる「人口爆発」です。

億単位で人口が増えるようになったのは、過去100年か200年のことですが、人口そのものは約5千年前から増え続けています。大雑把な近似で、当時は、一世代あたり約2%の速度の増加でした。

厳しい自然界では、絶滅してしまう生物種は珍しくありません。絶滅せずとも、個体数を現状維持するだけでも精一杯でしょう。こう考えると、増加の一途を辿るヒトという生物種は優秀です。

しかし、そんな楽観的な視点に疑問を投げかけるデータが報告されました。ワシントン大学のアケイ博士らが先月の「ネイチャー」誌で発表した論文です[52]。博士らは、ヨーロッパ系のアメリカ人とアフリカ系のアメリカ人を6515人集め、遺伝子の差異を解析しています。

人によって遺伝子のDNA配列がわずかに異なります。異なる場所は、ゲノムの上でだいたい決まっています。変異が生じやすいホットスポットがあるのです。博士らは100万以上のホットスポットを徹底的に比較しました。

変異は、もちろん進化の過程で貯まってきたものです。博士らは、各変異がどのくらい昔に起こったのかを、数理モデルで推測しました。その結果、変異の73%が過去5千年以内、どんなに古くとも1万年以内に生じたものであることが推定されたのです。

私たち現生人類は約20万年前に誕生しました。つまり今回の発見は、「人類の遺伝子は当初は均一で、5千年前から急に遺伝子のバリエーションが豊かになった」と指摘しているのです。驚くべきことです。

5千年前は人口増加が始まった時期でもあります。アケイ博士らは「もし人口爆発がなかったら、現在の遺伝子の多様性は5分の1程度だっただろう」と算出しています。

これは一体何を意味しているのでしょうか。

人口が増えたという事実は、ヒトが生き延びやすくなったということです。危険な狩猟や漁労の生活であった旧石器時代を終え、農耕が定着した時期が5千年から1万年前です。定住によって文明が発達し、医療や技術が発達し始めます。これが人口増加の原動力となります。

狩猟時代なら死んでしまっただろう弱い個体が、人工的な保護のもとに生きながらえることができます。遺伝的に不利な個体が淘汰されずに残るのです。

たとえば、私は近視です。もし野生動物ならば生きていけないはずです。しかし、メガネという文明の利器のお陰で、この不利な遺伝子が淘汰されないどころか、今こうして原稿を書く機会さえもらっています。

アケイ博士らのデータによれば、病気の危険遺伝子と推定される変異に絞ると、過去5千年間に生じた変異は73%から、86%にまで増加するそうです。つまり、文明の発達に伴って、人類は不都合な遺伝子を排除することなく、むしろ溜め込んできたということです。


より合理的な科学を発達させてきたヨーロッパ系アメリカ人のほうが、アフリカ系アメリカ人よりも約4割も遺伝子変異が多いという事実が、この推測に真実味を与えます。本来ならば自然界が排除してきた「悪しき遺伝子」を、文明という大義名分のもとで温存してきたのが人類なのです。「自然による淘汰」という進化の大原則に対抗して、人類はこれまでの自然界にはなかった新たな進化（？）の方法を生み出したと言えます。

さて、私たちは一体どこへ向かおうとしているのでしょうか。

DNA変異は父親の年齢が鍵に

進化――。私たちヒトは進化の最終産物ではありません。末永く続くだろう生物種の進化の過程で、ふと生まれた中間産物です。つまり、私たちの遺伝子は未完成です。旧来の生物種から、新しい生物種が生まれるのは、DNAが変化するからです。38億年前に生物が誕生して以来、ゆっくりとDNAの配列が変化して、現在の生態系を発達させました。

親から子にDNAが受け継がれるときに、完璧にコピーされるわけではありません。わずかに「複写ミス」が起こります。この突然変異が、種の進化の原動力になります。もちろんヒトも例外ではありません。

では、どのくらいの確率でコピーミスが起こるのでしょうか。これを調べるためには、親子のDNA配列をすべて調べあげて比較する必要があります。「ヒトゲノム計画」は、ヒトの全DNA配列を解読しようと、世界中のエリートたちが最先端の科学技術を結集させ、13年を掛けて成功させた、科学史上でも特筆すべき壮大なプロジェクトでした。全解読が完了したのは2003年のことでした。DNA解読の技術革新は飛躍的で、いまやヒトのDNA全30億塩基《えんき》対《つい》は、1日足らずで読み取ることができます。

これでようやく問うことが可能になりました。親から子どもにDNAがコピーされるとき、一体、どのくらいの頻度で複写ミスが起こるのでしょうか。

世界に先駆けてこれを調べたのは、アイスランドのデコード・ジェネティクス社のコング博士らの研究グループです。父母子3名の親子セット、全78組のDNAの差異を検査しました。

結果は先月の「ネイチャー」誌で報告されています[53]。親から子どもに伝わるとき、12億分の1の確率でコピーミスが起こることがわかりました。ゲノム中の総DNAは約60億個ですから、その他もろもろの原因も含めると、親のDNAのうち約70個が、1世代後の子どもでは、別物に入れ替わってしまう計算になります。

コング博士らはさらに徹底的に配列を比較し、DNA変異の原因がほぼ父親の精子にあることを突き止めました。父親の年齢が鍵を握っていました。今回の調査対象では、父親の平均年齢は29・7歳でしたが、年齢が高ければ高いほど、変異の数も多かったのです。1歳増えるごとにDNA変異が平均2個増えました。

結果として、高齢の男性は自分の遺伝子が、より不正確に、子孫に受け継がれることになります。もちろん、この事実を「父親が高齢のほうがヒトの進化を早める」と解釈するのは短絡的です。

たしかに生物種の進化は、DNAの変化にほかなりませんが、そもそも現存のDNA

配列のほとんどの部分は、もはや変えることのできないほど、すでに進化の過程で選り抜かれています。つまり、ＤＮＡをランダムに変化させたところで、より優れた生物種ができる可能性は絶望的に低く、たいていは死産や奇形児や、あるいは遺伝性疾患の原因となります。実際、コング博士らは論文中で「父親の年齢が、統合失調症や自閉症のリスクに関与する」と述べています。

今回発表された論文を読んで、「進化」と「疾患」の絶妙なバランスの上に、ヒトは生きていることを、改めて感じさせられました。

増強薬、あなたなら使いますか?

もし手元に「脳を強化する薬」があったら使いますか?
「なんと非現実的な話を」と思われるかもしれませんが、近年ずいぶんと現実味を帯びています。たとえば、「スマートドラッグ」と呼ばれるリタリンやアデラールなどの中枢神経刺激薬が有名です。服用すると、本来ならば疲れて眠くなる時間帯でも、頭が冴えて効率よく勉強に打ち込めるようで、とくに大学生に人気です。調査によればアメリカの全大学生の7%(大学によっては25%)が「使用経験あり」と答えています。学生だけではありません。薬の効果も怖さもよく理解しているはずの科学者でさえ、20%がこうした「増強薬」を使用しているといいます。

言うまでもありませんが、医薬品の不正な取引は違法です。薬事法違反はとくに罰則が厳しいことで知られています。そんな罰則の中でも、ここまで増強薬は普及しているわけです。

さて、話を簡単にするために「法的に問題がない」「健康に害はない」と仮定して、考えを進めてみましょう。健常者が脳の働きを高める薬を使うことは不正でしょうか。
よく耳にする意見は「病気を治す目的ならともかく、正常な脳を薬物で人為的に増強することは、ヒトのあるべき姿として不自然」です。

人為的とは何か——これを論じ始めると本が一冊書けてしまうくらい、深い議論が展開できるのですが、ここでは簡単に指摘するに留めます。ポイントは「自然と人為は対立する概念ではない」という点にあります。そもそも我々の行為はすべて人為的です。外科手術や薬物治療だけではありません。日常的に魚を焼いて食べたり、暖炉で温まったり、文字を書いたり、会話することすら、おそろしく「人工的」です。

その一方で、ヒトは自然の産物です。つまり自然は人工を含意します。「人工的＝不自然」とするのはヒトを否定することにほかなりません。ちなみに「自然破壊」という表現も珍妙です。自然（ヒト）が自然を破壊するわけですから、「自然自傷」と言うべきなのです。

4年前、「ネイチャー」誌に「認知増強薬が不正だといわれるのは、規則として禁止されているからであって、そもそも禁止する必要はない」という論説が出されました。[54]科学や倫理学の著名な識者7名の連名で発表されたこの論説は、テレビ等でも話題になり、賛否の渦を巻き起こしました。翌月の同誌に7通の意見書が追掲載されたほどです。

こうした議論において、私が真っ先に問いたいことは、増強薬を使う「目的」についてです。そもそも、なぜ増強薬を使いたいのでしょうか？

たいていの目的は「他人より優れた成績を収めたい」か「仕事の効率をあげて楽をしたい」あたりではないでしょうか。

前者については、全員が増強薬を使う時代になれば、もはや意味はありません。使わないほうが不利になるだけのこと。むしろ、薬にはよく効く人とあまり効かない人がいますから、本人の能力や実力より、薬物反応の体質がモノをいう時代になるでしょう。

後者についてもほぼ絶望的。薬を使えばターボエンジンを装備したマシーンのように働くことができますが、そうなれば、薬で高くなった「新基準」を、世間から「当たり前」のレベルとして要求されるようになるだけです。決して、労働量が軽減されるわけではありません。得するのは労働者ではなく、雇用者のほうです。仕事の効率があがっても、けっして楽な生活は手にはいりません。

こう考えると、増強薬が認可されても、我々の日常生活は劇的には変化しないように思えます。少なくとも、自動車（ヒトの身体機能を超えて速く走る増強装置）やインターネット（ヒトには覚えられないほどの膨大な知識の保管庫）のような「ドーピング」に比べれば、増強薬による人類の変化は、はるかに微々たるものではないでしょうか。

ついにハゲ治療に朗報か

２０１２年、東京理科大学の辻孝博士らがマウスの植毛実験に成功したと報道されたとき、メディアやネット上をはじめ、方々で話題になりました。

生まれつき毛のない「ヌードマウス」に、通常のマウスの毛根由来細胞を巧妙な方法で移植したところ、発毛したという発見です。[55] 単に毛が生えてきただけではありません。抜けたら、自然と生え替わりすらしました。

まちがいなく興味深い研究です。しかし、世間でこれほど話題になったのは、残念ながら基礎科学的な興味からではなく、「ハゲ治療」への淡い期待があるからでしょう。裏を返せば、それほど脱毛症に悩む人が多いとも言えます。実際、育毛関連グッズは現在、全世界で４兆円を超える巨大市場となっています。

ところで、私は先ほど「ハゲ治療」とあえて書きました。改めて考えてみましょう。ハゲは「治療」すべきものなのでしょうか。ミノキシジル（商品名・リアップ）という「発毛薬」が認可されたのが１９９９年。このとき世間の反応の多くは表層的な興味本位にとどまりました。しかし、医療関係者にとって、発毛薬の承認は別の意味で衝撃でした。

本来、薬は、病気を治療したり予防したりすることを目的とします。あくまでも「病気」が対象です。しかし、ハゲは病気でしょうか。頭皮脱毛は、生物学的には自然な経年変化です。正常な変化を、あえて薬物で軌道修正しようと試みるのは、「ドーピング」を彷彿とさせます。

発毛薬が政府によって正式に認可されたという事実は、製薬業界にとって「生活改善薬」という新しいジャンルの誕生を意味しました。薬学部で教鞭を執っている私にとっては、無視できない革新的な「薬の概念」の変化でした。

さて、植毛の実験に話題を戻しましょう。辻博士らのデータには、私たち研究者のあいだでも、世俗的な観点で盛り上がりました。そんな中、ある識者のコメントが重要なポイントを突いていました。

「生まれつき毛のないマウスに移植したから成功したのだ。私のハゲは〝なんらかの理由〟があって毛を〝失った〟のだから、その原因を取り除かなければ、移植してもやはり脱毛してしまうのでは」

実際、これを裏付けるように、ハゲの原因遺伝子がこれまでに見つかっています。ハゲが遺伝することと自体はよく知られています。祖父から孫へ隔世遺伝するという説さえ広がっています。

隔世遺伝するということは、X染色体に原因があるということです。男性は性染色体YとXを一つずつ持っています。男性の場合は、X染色体は必ず母親から受け継ぎます。

つまり、そのX染色体は50％の確率で母系の祖父由来となります。つまり、X染色体に由来した劣性遺伝（これを伴性劣性遺伝といいます）は、あたかも隔世遺伝するように見えるのです。

2005年、ボン大学のネーテン博士らによって、ハゲの原因遺伝子が同定されました[56]。それは、男性ホルモンの受容体遺伝子で、予想通り、X染色体に存在していました。ただし、話はそこまで単純ではありません。ハゲの遺伝子は複数あるからです。たとえば、2008年には二つの別々の研究グループが、常染色体上にある原因遺伝子を報告しています[57・58]。隔世遺伝だけでなく、直接の親からの遺伝子の影響もあるというわけです。

もう一つ重要なポイントがあります。かつてアジア圏ではハゲの割合は少ないとされていました。ところが近年、欧米風の生活スタイルを取り入れるようになると、ハゲ率は欧米並みにまで増えてきました。つまり、遺伝子だけでなく、食生活などの環境も影響するということです。

さて私は現在40歳代。検査結果によれば、ハゲ遺伝子を少なくとも一つ持っていました。マウスの発毛実験に期待すべきか否か、悩みどころです。

言語マヒが生む天才!?

サヴァン症候群という症状を知っているでしょうか。発達障害、とくに自閉症の患者がときおり天才的な能力を発揮する現象です。ナディアという少女の例がなんといっても有名です。

ナディアは、乳児期には健康な女児に見えました。両親が普通とちがうことを確信したのは2歳ごろです。人と目を合わせることができませんし、母親が微笑んでも反応しません。動作は不器用で、繰り返しの遊び、たとえば、紙を引きちぎるなどの行動を何時間も続けます。

ところが3歳半のとき、教えられるわけでもなく、ペンを取り、絵を描き始めました。それはお絵かきのレベルを遥かに超えたものでした。

いま私の手元に彼女が描いた馬の絵があります。デッサンを習った大人だけが描くことができるような精緻な描写です。本来ならば輪郭から描いていくところを、ナディアは脚やたてがみや馬具などのパーツをバラバラに描き始め、最後に線が揃って、躍動感あふれる馬の絵を、記憶だけを頼りに完成させたのだそうです。これほどの才能を発揮するにもかかわらず、実生活では言葉すらまともに話すことができませんでした。

似た例は多数あります。ダスティン・ホフマンが映画「レインマン」で演じたジョセフも実在の患者で、彼は驚異的な計算能力を発揮しました。別の自閉症患者の例では、兄が練習しているピアノを聴いて、その場で兄より上手に弾きこなしたり、「2062年3月19日は何曜日か」という問いに瞬時に計算して答えたり、といったケースが報告されています。

ちなみに、自閉症や知的障害ならば誰でも天才的な能力を持っているわけではなく、特殊な才能を発揮するのは10人に1人もいません。

こうした優れた能力を発揮しているときの脳の活動を測定すると、健常人とは異なる脳領域が活動していることがわかります。逆に、前部側頭葉の活動は低下しています。この前部側頭葉が鍵を握っているようです。実際、この脳部位に障害を負って、絵や音楽の才能に目覚める人がいます。あるいは、野球ボールを頭部に受けて以降、驚異的な記憶力を発揮した10歳の少年の例もあります。つまり、健康な人でも、何かのきっかけで超常的な能力を出すことができる可能性があるわけです。

では、脳のどこにそんな才能が眠っているのでしょうか。視覚研究者シュナイダー博士は、前部側頭葉が言語や概念を司る脳領域であることに着目し、「言語が超人的な能力を発揮することを抑制しているのではないか」と述べています。たしかに、ナディアは、成長後に特殊な教育を受け、多少の言葉を話すようになりました。すると、絵画の才能は消えてしまったのです。

シュナイダー博士の、この仮説は一見奇抜に見えますが、近年、南オーストラリアのフリンダース大学のヤング博士らによって検証されました[59]。ヤング博士らは、なんと健康な人の脳を阻害する実験を行いました。強力な磁気刺激装置で前部側頭葉をマヒさせてみたのです。もちろんマヒしている間は言葉を話せません。しかし、17人中5人という低い確率ではありましたが、記憶力や描画力、計算力が増強したのです。この能力は言語マヒから回復するとともに、平凡なレベルに戻りました。

言語が潜在能力を封じ込めているとは皮肉な因果ですが、もしかしたら自分の脳にも天才的な才能が潜んでいるのかもしれないと想像すると、なんとなく愉快な気分になります。

ハンディキャップが見事な芸術に

モーツァルトが好きで、不思議なほど飽きずに聴き続けています。「無人島に一人だけ作曲家の音楽を持って行けるとしたら」と訊かれたら、バッハやベートーヴェンと迷いつつ、やはりモーツァルトを選ぶでしょう。

今、ザルツブルクでこの原稿を書いています。モーツァルトの生まれた街です。ザルツブルクの旧市街は世界遺産にも指定され、落ち着いた雰囲気の街並みです。しかし、飛び抜けた才能の持ち主であるモーツァルトには、地方領邦にすぎなかったザルツブルクは飽きたらなかったのでしょうか。25歳のときに音楽の都ウィーンへと移住します。モーツァルトはウィーンで才能をさらに開花させ、傑作をつぎつぎに生み出します。

偉大な芸術を生むためには、図抜けた才能が必要なのは言うまでもありません。しかし、その才能を発揮させるか否かは、なんといっても環境が鍵をにぎっています。環境は芸術開花の刺激ホルモンです。

モーツァルトにとって、ウィーンという都市環境だけでなく、母の死、結婚や貧困などの人生イベントも重要な刺激因子となります。実際こうした人生イベントがあるたびにモーツァルトは作風を成熟させ、晩年には孤高の極みに至ります。

ベートーヴェンも同様に環境から強く影響を受けた作曲家でした。ドイツのボンに生まれた彼もまた21歳でウィーンに移住し、才能を開花させます。しかし、作曲家として異例の環境変化が、彼に起こりました。難聴です。まだ20代後半でした。耳疾の原因には諸説ありますが、タフツ大学のカーモディ博士らは、炎症性腸疾患に端を発した免疫疾患が原因だという推測を発表しています。[60]

ベートーヴェンは30歳のとき、医師ウェゲラーに宛てた手紙で「楽器や歌手の高音部が聴こえない」と耳の異常を訴えています。翌年には遺書を書くほど追い詰められました。

耳疾に悩んだ彼が作風を大きく変化させたのは言うまでもありません。アムステルダム大学のサセンティ博士らが興味深い解析データを昨年報告しています。[61]ベートーヴェンの作風は大きく初期、中期、後期と三つの時期に分けられますが、博士らはこの変化が耳疾の進行とよく一致すると指摘します。

ここでは16曲の弦楽四重奏曲が解析されました。ベートーヴェンは弦楽四重奏曲を生涯にわたって書き続けましたので、作風の変化を追うには絶好の材料です。

博士らは高い音がどのくらい使われているかを調べました。初期は難聴が始まったばかりの時期ですが、まだ高音が頻繁に使われています。音符の平均8%を高音が占めます。ところが、難聴が進んだ中期では、高音はぐっと減り、なかには2%以下という楽曲もありました。聴こえない音を使って作曲する意味がベートーヴェン本人に見あたらなかったのかもしれません。

おもしろいことに、ほぼ完全に聴覚が失われた後期になると、むしろ高音の使用が回復してきます。実世界の音から遮断された彼は、現実の世界から自由になり、素直に「心の耳」に頼るようになったにちがいありません。

画家でもゴッホやターナーは赤色が認識できない色覚マイノリティだったと言われます。たしかに彼らの絵には赤はあまり使われていません。しかし、赤が使われるときは効果的な「赤」となります。それがゆえに見事な作品が生まれました。

芸術家は、何らかのハンディキャップを原動力にして、偉大なる芸術作品を生み出す。憧憬と渇望は芸術の駆動力になるのでしょう。

IQと遺伝子の複雑な関係

頭の良さはどれほど遺伝するのでしょう。別の言い方をすれば、どれほど努力は報われるのでしょうか。

IQは長年安定であることが知られています。11歳で測ったIQと、79歳で再測定したIQとの相関率は、60%を超えます。驚くほどの一致率です。若いころに行ったたった1回の、それも、わずか45分間のIQテストの成績は、案外と馬鹿にできないのです。

こんな話をすると「IQにどれほどの意味があるのか？　指標の一つに過ぎないさ」という声もありそうです。

エディンバラ大学のディアリ博士らによれば、IQはその後の学業成績とよく一致すると言います[62]。たとえば小学生のIQ値は、高校生になってから行う全国統一テストの成績と80%以上一致します。それどころか、将来の職業的な成功とも比較的よく相関するのです。

これで驚いてはいけません。IQから将来の健康さえ予測できるといいます。実際、IQが高かった子どもは、青年期の死亡率が低く、中高年以降も健康な傾向があります。100万人の男性について検査した大規模なデータが、いま私の手元にあります。20歳でＩＱを検査して以降、長期にわたって追跡調査した結果です。20年後の死亡率は、ＩＱ値が15上がるごとに32％ずつ低下するようです。

つまり、ＩＱは単なる「知能」の指標ではありません。人生の質を予言するほどの影響力をもっています。ＩＱはしばしば「ジェネラル・インテリジェンス（一般的知能）」と呼ばれますが、それも故なきことではないのです。

こうなると気になるのが冒頭の疑問です。ＩＱはどれほど遺伝で決まるのでしょうか。大学という教育機関で働いている私としては、教育の価値を信じ、勉学の重要性を謳うことが仕事です。努力で学力が向上することを前提としています。だからこそ、ＩＱと遺伝子は大変に気になる話題です。

答えを言いますと、年齢によって異なるようです。オランダで行われた双生児の調査によれば、遺伝で説明できる割合は、5歳では26％、7歳で39％、10歳で54％、12歳で64％と、年齢を重ねると少しずつ遺伝子の寄与率が高くなることがわかります。「ウチの子はもしや天才⁉」と期待した親が、徐々に現実を知るのは、こうした理由があるのかもしれません。

ところが、話はそう簡単ではありません。さらに長期にわたって調査されたデータが先月の「ネイチャー」誌に報告されました[63]。ディアリ博士らの論文です。60万カ所もの遺伝子を調べていますから、過去のどんな研究よりも信頼できます。

論文によると、若い時に高まったＩＱへの遺伝子の寄与は、60歳を超えるとむしろ低くなり、28%まで低下するということです。長い人生でさまざまな経験をしますから、年配者では遺伝子の関与が減るのは当たり前かもしれません。

しかし、話はもっと複雑です。なぜならば「遺伝の呪縛からいかに逃れられるか」という能力も、遺伝子で決まっている可能性があるからです。学習できるか否かという能力です。実際、博士らは慎重にデータを調べ、「遺伝子の寄与率を下げる能力の62%が遺伝で決まっている」ことを見いだしました。

ふむ……データや主張のポイント自体は明確ですが、教育者としては煮え切らない思いにさせられる調査結果です。いずれにしても、遺伝で100%が決まっているわけでないことは確かだという点で、ここは納得しようと思います。

人間がこれ以上賢くならないわけ

頭をよくする薬――そんな魔法のような薬があったら誰でも試してみたいにちがいありません。古代の文書をひもといても、不老長寿の薬とともに、頭脳を明晰にする薬の記述をしばしば見かけます。昔から変わることのない、人間の願いなのでしょう。

ところが先月、この淡い願望に疑問を呈する学説が発表されました。スイスにあるバーゼル大学のヒルズ博士とヘルトヴィッヒ博士が共同執筆した論文です。[64]

彼らは論文タイトルで「なぜ我々はこれ以上賢くならないのか」と疑問形で問いかけ、ヒントはトレードオフにあると主張します。

何かを得ると何かを失う――トレードオフは、進化の過程では普遍的に見られる原理です。

たとえば、背の低い私は、3メートルも身長があったらどんなに景色が素晴らしいだろうと憧れますが、実際には、私たち人類の心臓のパワーでは、血液をそんな高所にまで汲み上げることはできません。そんなに身長が伸びれば、血流ポンプの力を高め、高血圧症にならざるをえません。

脳の大きさもそうです。大きい方がよいと思うかもしれませんが、実際には赤ちゃんがお母さんの産道を通過するためには上限があります。大きな脳は死産につながりかねません。逆に、母親の骨盤を大きくすれば、立ったり歩いたりするのに不便になります。結局、胎児と母親の双方にとって「いい案配」の落とし所に収めるのが、生物としてよい選択となるでしょう。

これと同じトレードオフがヒトの知能レベルにもあるというのが、今回の論文の趣旨です。著者らは「記憶は諸刃の剣だ」と言います。

実際、記憶力が病的に高い患者は、現実と脳内の世界が区別できず、日常生活に差しさわりが出ます。そこまで極端な例を出さずとも、一般に「記憶力と想像力は反比例する」と考えられています。

そもそも私たちにとって、覚えることだけでなく、「忘れる」ことも重要な作業の一つです。これが上手にできないと、トラウマやPTSD（心的外傷後ストレス障害）などにつながりかねません。ですから、記憶力をある程度低く保っておくことは重要なのです。

サルに試験をさせるとよくわかります。訓練させると人よりも優れた記憶力（とくに短期記憶）を発揮します。また、サルに写真を見せ、写っているものが生物か非生物かを判断するテストをさせると、人よりも数倍速く判定できるようになります。個々の能力や瞬発力は、サルの方が優れているといってもよいくらいです。

しかし、どんなに賢いチンパンジーといえども、総体的な知能レベルは、ヒトにははるかに及びません。逆説的ですが、ヒトは精確な記憶力や瞬発的な判断力を失うことで、高度の知能を進化させたのです。

臨床で使用されるリタリンやアンフェタミンなどの薬は、注意力を高める作用があるとして、一部の人にもてはやされています。実際、注意力が極度に低い人には一定の効果があります。しかし、健康な人ではむしろ仕事のパフォーマンスを下げてしまうことがしばしば起こります。

こうした事実からも、私たちの知能はすでによい案配にチューニングされていることが理解できます。むやみに特定の能力を高めると、長期的には、知能の全体バランスを崩してしまうにちがいありません。

脳の電気刺激で数学が得意に!?

誰にも得手不得手はあるものです。私は学生時代、数学や物理などの理数系は得意でしたが、国語や英語などの語学系ではずいぶんと苦戦しました。

なぜ数学が得意か——そう問われても、自分でもよく理由はわかりません。なぜか、それなりの点数が取れてしまうのです。そう答えると、クラスメイトから「きっと脳の構造が違うんだよ。僕も脳を刺激して数学ができる頭脳になりたい」と、これまた興味深い答えが返ってきました。

どうして興味深いかといえば、彼の返答は、ずばり脳研究の未来像を予言していたからです。2010年、つまり彼の発言から26年後、オックスフォード大学のコーエン・カドシュ博士らの研究グループが、脳を電気刺激して数学の能力を高めることに成功したのです。[65]

計算力の障害は人口の15~20%に見られることが知られています。単なる努力不足ではありません。もともと不得手なのです。遺伝的要因も無視できず、ロンドン大学のバターワース博士は「計算障害は(大脳皮質の)発達障害の一種である」と述べています。[66]

数学の不得手を障害扱いにするとは、これまた過激な意見にも思えますが、実際、数学が苦手な人の脳では、計算など数の操作に重要な脳部位（右脳の後部頭頂葉）で回路変性が見られるのです。算数音痴は、慎重な言い方をしても、広い意味での「脳の発達障害」だと言えます。

先に述べたコーエン・カドシュ博士らの実験は、まさにこの右後部頭頂葉を刺激し、活性化させたものです。行った試験はシンプルなもので、架空の数字を数直線上で順番に並べたり、数の大小を答えたりするものです。ただし、「2と4、どちらが大きいか」という問いでも、2という文字サイズを4よりも大きく表示して混乱を招くような工夫をしています。

実験の結果、右後部頭頂葉を電気刺激すると成績が高まり、また電流を逆向きに流して抑制すると成績が下がることがわかりました。なにより重要なポイントは、この効果が一時的なものでないという点です。一度刺激を受けた6カ月後に試験を行っても、まだ効果が持続していたのです。

ここで用いられた脳刺激は経頭蓋直流電気刺激法と呼ばれるもので、手術は必要なく、頭に電極をのせて電流を通すだけの単純な装置です。これならば誰でも手軽に数学頭脳を手に入れられそうです（電流のプラス極とマイナス極を間違えると逆効果になりますから注意が要りますが）。

ところが、そうした安易な発想に「待った」をかけたのも、またコーエン・カドシュ博士らの実験でした。今年報告された研究です。[67]

数学の習得には後部頭頂葉が重要ですが、実は、習得したものを上手に活用するには背側前頭葉という別の場所が重要な役割を担っています。そこで博士らは今回、背側前頭葉の刺激を行ってみたのです。すると確かに、学んだ内容を上手に活用して応用問題を解くことができるようになったのですが、意外なことに、習得そのものの成績は悪化してしまったのです。逆に、後部頭頂葉を刺激したときには、習得力は促進されたものの、応用力が悪化していました。一方を伸ばせば、他方が落ちるというわけです。

コーエン・カドシュ博士は「ある能力を高めることは、別の能力の犠牲のうえに成立する」と説明しています。

なんと、数学が得意だった私の脳は、もしかしたら、その代わりにヒトとして大切な何かを失っているのでしょうか……思い当たるフシがないわけではありませんが。

愛犬と会話ができる日

「犬と話したい。『犬語』を翻訳して会話できないの？」。ある脳科学の一般公開セミナーで出た小学校2年生の女の子からの質問です。なんと可愛らしい！

実は私も、子どもの頃から生き物が大好きで、動物や昆虫と会話してみたいと夢見ていました。生き物たちは何を考えているのだろう。会話できたらきっと新しい世界を知ることができるにちがいない。そんな想像を広げていたのです。

先の少女の質問に、私の隣に座っていた脳研究者が答えました。

「君は本当に犬と会話したいのかい？　それで何を話したいの？　どうせ犬と話したって、エサくれとか、散歩に連れてけとか、そんな自己中心的な要求をネチネチとしてくるだけで会話なんて成立しない。不快になるだけで、ちっとも楽しくないぞ」

子どもに対する返答にしては、あまりに本気の回答に、思わず大笑いしてしまいました。とはいえ、確かにそんなところが現実かもしれません。

異種間コミュニケーションの願望が、私たちヒトに根強いのは事実です。アニメやマンガで動物のキャラクターが言葉を発するのは、そうした願望の表れでしょうし、古くは、イソップ童話や西遊記にも擬人化された動物が現れます。日本では京都・高山寺に伝わる絵巻物「鳥獣戯画」が有名です。いずれも異種間会話への願望が反映されたものとみてよいでしょう。

最近、そんな根源的願望の実現に向けた研究が行われました。バルセロナ大学のスレイター博士らが、10月の「プロスワン」誌に発表した実験です。[68]「バーチャル・リアリティ（VR）」を応用して、仮想空間の中で、ヒトとネズミが交流するというものです。

テレビゲームが好きな方でしたら、VRをご存知でしょう。モニターに映しだされた3次元空間内を探索していると、その空間に入り込んだかのような錯覚がします。

今回の実験では、家庭用ゲームよりも凝ったVR装置を使っています。頭からスッポリとかぶって視覚や聴覚を完全に制御することで、仮想空間に映しだされた部屋が現実と区別できないほどリアルに感じられる装置です。この仮想空間内で、アバター（自分の分身となるキャラクター）を操って、自在に行動することができます。

部屋にはもう1人のアバターが住んでいます。彼もまた自由に動き回っています。人の容姿をしていますが、実は、ネズミが操作しているのです。別の実験室で飼育されているネズミを遠隔モニターし、そのネズミの動きに合わせてアバターを動かしているのです。

実物のネズミの飼育カゴには、ネズミとほぼ等身大のロボットが置かれています。このロボットは逆に、先ほどの人の動きと連動しています。このことは人側には知らされていません。もちろんネズミも、まさか眼前のロボットが隣の部屋にいる人の頭の中の仮想アバターと連動していることは知る由もないでしょう。

つまり、互いが互いの部屋の中で、片やアバター相手に、片や小型ロボット相手に、対峙しているわけです。面白いことに、部屋に同居することに互いが慣れてくると、一緒に作業ゲームをすることもできます。ヒトとネズミのコラボレーションです。

現時点では会話するには至っていませんが、種の壁を超えた共同作業が実質的に可能であることが証明されたのは大きな進歩です。

現在、私の研究室でも、ヒトとネズミの脳を、コンピュータを介して連結し、脳内会話を行う実験を計画しています。会話における言語の壁が、いや、生物界の「種」という壁が（一定条件の下で部分的に）破られる日は、そう遠くないことでしょう。そんな暁には、我が家の愛犬と、心を通じ合わせてみたいものです。

人類2・0の時代へ

スポーツ観戦が好きで、オリンピックやワールドカップ、世界陸上の時節になると心が弾みます。

一方、スポーツの祭典の度にやるせない思いになるのがドーピングの問題です。勝ちたいという強い思いからやむなく薬に手を出す選手たち。その方法は年々巧妙になっています。

ところで、なぜドーピングは悪なのでしょうか。

大きく二つの主張があるようです。一つは、ドーピング薬物には健康を損なうものがあるという事実、もう一つはスポーツ精神にもとるという信念。一つ目の理由についていえば、最近では安全な薬物が少なくありません。西スコットランド大学のミア博士は「医学的に管理されたドーピング操作はむしろ選手の健康によい」と述べているくらいです。

ということは、医学の進歩した現在、ドーピングを禁止する理由は実質上、二つ目の倫理的な側面になるのでしょう。姑息な手段を使って勝利を手に入れるのは卑怯。努力の美学たるスポーツ精神への冒瀆だと。

この考えはよく理解できます。直感的には大賛成したいところですが、しかし、一筋縄にいかないのも事実です。たとえばカフェイン。筋肉興奮作用があるため規制対象とされました。しかし、受験生がコーヒーを飲んで試験に臨むことは珍しくありません。受験はOK、スポーツはダメという基準は、競争原理にのっとれば理不尽です。

話はもっと複雑です。カフェインは風邪薬に含まれています。試合直前に風邪をひいても、ドーピング対象の感冒薬が飲めず、体調を悪化させる選手がでています。今では一部の大会で、カフェインは禁止薬物から除外されています。

高所トレーニングはどうでしょうか。空気の薄い高山に1週間も滞在すれば赤血球が増えますから、持久力が高まります。これは紛れもない人体改造です。しかし禁止されてはいません。「高所トレーニング」という名称に、トレーニングという単語が入っているために、心理的な反発感を生みにくいからでしょうか。

今では、わざわざ高山に行かなくても、低酸素部屋ですごすだけで同じ効果を得ることができます。酸素濃度が下がるとEPOというホルモンが増え、赤血球が増殖します。これが高山（低酸素）トレーニングのメカニズムです。当然ながら、EPOを直接投与しても同じ効果が得られます。ところがEPOはドーピング検査対象薬です。

薬でなく、外科手術によっても身体能力を高めることができます。

野球の投手では、痛めた肘の靱帯を、膝や前腕の腱から部分移植することがあります。この手術はメジャーリーグでも認められている治療の一環ですから倫理的問題はなさそうに思えます。しかし、そう簡単な問題ではありません。膝や前腕の腱は肘の靭帯より頑強だからです。実際、2年もリハビリすれば、元よりも力強いボールを投げられる選手も出てきます。実質的には人体改造です。

南アフリカ共和国のオスカー・ピストリウスは独特な義肢を使う陸上選手として有名でした。本来は身体障害を補うための義肢ですが、彼の装置は、人間の膝の代わりに、特殊なカーボン製バネを採用し、高速で走ることができます。

健康な「脚」が地面を蹴る方法とは異なる力学的原理で推進力を得ていて、パラリンピックでは向かうところ敵なしの強者でした。彼は、その後、障害者向けだけではなく、健常者の短距離競技への参加が正式に認められました。ロンドンオリンピックにも出場しています。また、義足選手のマルクス・レーム選手が持つ走り幅跳びの記録は、オリンピックの金メダルの記録を越えています。

「ネイチャー」誌は2012年、スポーツ特集を組みました。その「人類2・0」という章で筆者へレン・トンプソンは次のように予想します。[69]「能力増強技術は人の肉体的限界を超えるだけでなく、競技の種目自体にも影響を与えるだろう」と。ちょうど自転車という身体補強機が発明されたことでサイクリングやトライアスロンというスポーツが誕生したように。

人間の限界はどこか？

ヒトの身体には限界があります。当然といえば当然です。しかし、どこまでがヒトに可能で、どこからが不可能でしょうか。

たとえば100メートル競走。50年ほど前は「人類は10秒の壁を破ることはできない」と言われていました。ところが1968年のメキシコオリンピックでハインズ選手が9・95秒の記録を出し、世界が仰天します。当時のスポーツ評論家は「競技場の標高が2千メートルを超え、重力の影響が少なかったからだ」と保身的で後ろ向きのコメントをしました。

しかし、その後の経緯はご存知の通りです。大雑把に言えば、1980年代以降、ほぼ5年で0・1秒ずつ記録が更新され、現在の世界最高記録はボルト選手の9・58秒です。この勢いで記録はどこまで伸びるでしょうか。夢が膨らみます。

とはいっても、さすがに100メートルで5秒を切るのは無理でしょう。人体の物理的性能に限界があるからです。モントリオール大学のペロネ博士は、筋肉や骨格の機能的特徴を精査して、9・37秒という限界値を算出しています。[70] まだ0・2秒の余地があるとはいえ、現在の世界記録が肉体の限界に近いのも事実です。

脳はどうでしょうか。脳には限界があるのでしょうか。もしヒトの身体が進化して、100メートルを5秒で走るような肉体を手にしたとき、脳はその身体を上手に操ることができるでしょうか。私はできると思います。日々脳を研究していると、ヒトの脳には「まだ余裕がある」ように感じるからです。

実際、野生のチーターは5秒台で走ります。チーターの脳はこれを見事にやってのけているわけです。しかしチーターの脳がヒトよりも優れているかといえば悩ましいところです。

イカは10本の足と無数の吸盤を持ちます。その複雑な身体を混乱することなく使いこなします。イカの脳は気の毒なくらい小さなものです。そうなのです。足を10本くらい使用するだけならば、そんなに立派な脳は必要ではないのです。

ヒトの脳は確かに立派です。しかし残念ながら、手は2本、足は2本しかありません。100メートルを5秒で走る身体も持ちあわせていません。ヒトの脳は低性能な体に幽閉されているのです。

運動機能だけではありません。自然界には優れた感覚器官を持った生き物が多くいます。イルカやコウモリは超音波を聴き、渡り鳥は地磁気を感じ、昆虫は紫外線を見ます。残念ながら、ヒトの体はそのような特別な感覚器を装備していません。身体が貧弱だと、脳の潜在能力が十分に発揮されません。では、脳に秘められた真の性能はどれほどでしょうか。

それを調べるための第一歩となる実験が、ネズミで行われました。デューク大学のニコレリス博士らが先月に発表した研究です[71]。

博士らは赤外線を感知する微小チップをネズミの脳に埋め込み、センサーの端子をヒゲ感覚の神経細胞に接続しました。ネズミは赤外線が見えません。しかしチップを埋め込まれたネズミは、生まれて以来感じたことのない赤外線ワールドに、わずか1カ月で慣れ、赤外線を手がかりにエサを取ることができました。

脳の可能性は計り知れません。脳を制限するものは身体です。「折角こんなに素晴らしい可能性を秘めた脳を持って生まれてきたのだから、生まれたままの肉体限界に縛られて一生を終えるなんてもったいない」。そう探求心がくすぐられるのは私だけでしょうか。

未来の自分は想像よりも変化する

3年後の自分は何をしているでしょうか。現在とそれほど変わらない生活をしているでしょうか。それとも、宝くじがあたって悠々自適の生活をしているでしょうか。あるいは、大病を患って闘病生活をしているでしょうか。

多くの人は自分が3年後にがんになっている可能性を想像しません。実際のがんの発症率は暢気に想像するよりもはるかに高いはずなのに、不思議なことです。

それほど大きな変化でなくても同様です。たとえば、人は自分の状況やモノの価値はあまり変わらないと、つい思い込む傾向があります。

だからでしょうか。10代の若者にはタトゥーにお金を掛ける人がいますが、成人後にかつての過ちを消すために高い代金を払うことは珍しいことではありません。あるいは、かつて結婚を切望した人と離婚することを切望する中年もいますし、若かりし頃にレストランで蓄えたものを健康スパやジムで取り除こうと努力する中年もいます。

どうして人は過去の自分を後悔するハメになるのでしょうか。ハーバード大学のギルバート博士らは、「現在の自分の状況や嗜好は今後も変わらないと勘違いするからだ」と指摘します。そして、そんな傾向をズバリと示す集計データを、今月の「サイエンス」誌に報告しました[72]。18歳から68歳までの1万9千人を超える人への丁寧な調査によって得た統計値です。

たとえば、親友。現在の親友のうち、10年前も親友だった人数をa人、10年後も親友であると期待できる予想人数をb人とします。アンケート結果を集計したところ、常に「aはbより多い」そうです。aは現実の数で、bは当人予測であることに注意してください。つまり、実際に過去の自分に起こった変化に比べ、将来の自分に起こる変化を低く見積もり、「今の親友との絆は固い」と勘違いするわけです。

この傾向は親友だけでなく、好みのミュージシャンや好きな食べ物、趣味や休暇の過ごし方に至るまで、日常の嗜好や生活習慣に幅広く見られました。ギルバート博士は、この傾向を「歴史の終わり錯覚」と名付けました。政治学者フランシス・フクヤマが著した世界的なベストセラーのタイトル『歴史の終わり』にちなんだのでしょう。

さらに博士らは、好みだけでなく、性格や個性にも「自分は一貫している」と思い込む傾向があると述べています。誠実さ、友好性、精神安定性、好奇心、外向性について10年前の自分と今を比べてもらうと、実はかなり変わっているにもかかわらず、「今後10年どれほど変化するか」と問うと「あまり変化しない」と答えるのです。「変化はもう終わった」、まさに「歴史の終わり錯覚」です。

この錯覚は若い人に強く見られる傾向が多少あるものの、どの年齢層でも普遍的に生じます。

なお、この錯覚が生じる理由はわかっていません。過去に比べて、将来の自分像を具体的にイメージするのが難しいからでしょうか。もしくは、人はもともと安定性を求め、自分の本質が変わってしまうことを想像することが不快なのかもしれません。

いずれにしても、そんな錯覚が実証された以上、現在の自分はそれほど確固たる存在ではなく、「将来どんな変化が自分に起こっても不思議ではない」と、留保付きで人生を設計しておくくらいが、想定外のことに遭遇したときに動揺せずに順応できるかもしれません。

III　脳の不思議な仕様

「嘘をつく能力」は脳の標準仕様

マルチ商法、振り込め詐欺、結婚詐欺、悪徳リフォーム——詐欺や悪徳商法のニュースを聞くにつけ胸が痛みます。

こうした事件のたびに、「騙されるほうが悪い」「自分ならあんな手口には引っかからない」という声も聞きます。そう思う気持ちはわかりますが、脳の動作原理を考えると、一概にそう切り捨てることはできません。

なぜなら、騙すほうと騙されるほうの「前提」が異なるからです。この事実を彷彿とさせるのが、3カ月前の「プロスワン」誌に発表された調査データです。[73] アルバータ大学のレッジ氏らの研究です。実験は、モノを隠すときと探すときの行動傾向を観察したもので、必ずしも詐欺に関係あるわけではありませんが、相手の「心を読む」ときの心理の本質を突いています。

平均21歳の計102人を集めて実験を行いました。まず部屋の床に敷き詰められた70枚のタイルのどれかの下にモノを隠してもらいます。2分以内に、できるだけ人に見破られない場所を3カ所選び、モノを隠してもらいます。

すると人は、壁から離れた部屋の中心付近にモノを隠す傾向があることがわかりました。驚くべき結果です。なぜなら、同じ人に「70枚のタイルのどこかに隠されたモノを探し当ててください」とお願いすると、部屋の縁や角を探すからです。辺縁はいかにも「モノが隠されていそう」な気配がするとはいえ、実際に自分が隠そうとするときには、そうした場所を選ばないわけです。

レッジ氏らは、同様の実験を、実際の部屋ではなく、テレビゲームのバーチャル空間を使って追試しましたが、人々はやはり同じ行動を取りました。

隠すときには「いかに相手の裏をかこうか」と熟慮する一方で、探すときの思考回路ははるかに単純で「いかにも」という場所を選ぶわけです。

なぜ探す人は隠す人の心理を読めないのでしょうか。レッジ氏は「隠すための脳部位と探すための脳部位が異なる」と指摘しています。これは進化の過程を考えれば納得できます。

野生動物にとって、遭遇した相手の「心」を読むことは重要です。敵か味方か、逃避か接近か、攻撃か防御か――この判断を誤れば命を落としかねません。つまり、進化の過程では、相手の心を読む能力が、自分の心を隠す能力よりも、先に発達したはずです。心を隠すことは、相手に心を読む能力があることを前提として、はじめて成立する上位概念だからです。だから、心を隠す能力と読む能力は、脳機能としては別物なのです。

カムフラージュや隠蔽は、昆虫や鳥類をはじめ多くの動物たちに見られます。エサや巣や自分の姿を、敵の目を欺いていかに隠すか――これを巧みに行えば、自然淘汰に有利に働きます。

相手を欺く行為は、ヒトになると「嘘をつく」という言動に発展します。相手の推察力以上の能力がなければ、先方の裏をかくことはできません。嘘を見破るよりも、嘘をつくほうが、はるかに複雑で高度な作戦が要求されます。この心理レベルの差が、「宝探し」や「隠れんぼ」といった遊びを面白くしているのです。

その一方で、「巧妙な嘘つき」が脳の標準仕様として備わっているのなら、詐欺や悪徳商法は消えることなく、将来も続くことは間違いないでしょう。少なくとも、嘘を見破る能力が嘘をつく能力を凌駕するほど脳が進化するまでは。

睡眠とは何なのか

睡眠はとことん不思議な現象です。時間が足りないと嘆きながら忙《せわ》しなく活動しつづける現代人でも、一生の30％近くを、何もせずただ寝て過ごすのですから。

睡眠は、昆虫から哺乳類まですべての動物に見られる普遍的な生理現象です。昆虫と聞いて意外に感じる人もいるかもしれませんが、たとえば身近なところでは、ハエも寝ます。睡眠の性質もヒトと類似しています。寝不足になると仕事の効率が落ちます。徹夜の翌日は30％ほど長く寝ます。なにより、ヒトの睡眠薬でハエも眠ります。

睡眠が種をこえて保存されているということは、それだけ重要な働きがあるに違いありません。しかし、意外に思われるかもしれませんが、睡眠が何のためにあるのかは、厳密には解明されていません。

睡眠の長さは種によってずいぶんと異なります。短い種では一日3時間ほど、長い種では20時間も寝ます。セイウチのように何日も寝ない動物もいます。ちなみにヒトの睡眠時間は8時間ほどですから、動物の中では比較的「長眠型」の部類に入ります。

短眠種はそのぶん集中した深い睡眠で効率化を図っているかといえば、実はそんなことはなく、むしろ逆のようです。シマウマはもっとも短眠の一種ですが、眠りの浅いことが特徴です。いつ敵に襲われるかわからない状況ですから、ぐっすり寝ているわけにいきません。眠りが浅いことは合目的的です。

一方のライオンはぐっすりと長い睡眠を取ります。一般に、草食獣、雑食獣、肉食獣の順に睡眠時間が長くなります。

睡眠は毎日繰り返されるタイプばかりではありません。たとえば冬眠も睡眠の一つの型です。極寒の地で生活する動物たち、とくに渡り鳥のように長距離を移動することのできない陸上の動物は、冬眠しながら厳冬をやりすごし、生命を維持する必要があります。

冬眠中は体温がマイナス3度まで下がることがあります。身体や脳の活動を大きく減らし、エネルギーを節約します。その状態から目覚めるまでには1時間以上かかるのが普通です。

クマは冬眠すると言われることがありますが、クマの「冬季睡眠」は生物学的には冬眠ではありません。体温の低下幅は5度程ですし、冬眠に比べればかなり速く目覚めることができますから、冬眠とは別の型の睡眠になります。

カリフォルニア大学のシーゲル博士は睡眠の定義をさらに拡張し、「睡眠は動物だけに特徴的な現象ではない」と主張します。じっとして活動を休止するという意味では、たとえば植物のタネも同じことです。

冬を越して春になったら芽生えるタネは、適切な季節がくるまで休息しているわけですから「睡眠」と解釈してよいでしょう。タネの睡眠は単に季節を待つだけではありません。何年にもわたる場合があります。たとえば蓮のタネは1千年以上経っても健康に育つことができます。ツンドラ地域のルピナスには1万年以上も持つタネがあります。

今年発表された例はさらに衝撃的です。リスが隠したスガワラビランジの種が、その後、永久凍土の中にとどまり、3万年を経て、花を咲かせました。[74] 現在知られているスガワラビランジよりも多く蕾《つぼみ》をつけ、現生のものとは異なる「古代種」でした。植物の進化をたどる貴重な学術資料となります。

スガワラビランジの例は特殊でしたが、これが「菌」になると、一般に、植物よりも長く睡眠することができます。最長記録はレバノンで発見された酵母でしょう。琥珀の中に4千万年以上も閉じ込められていましたが、生命を取り戻し、ビールを作ることさえできました。

シーゲル博士は、こうした多くの例を挙げながら、いずれのケースも睡眠の長さとタイミングが極めて合目的的であると述べます。[75] 睡眠は、よく言われるように、敵の危険に無防備に曝《さら》される不利な時間ではなく、敵に見つからないように静止し、かつ餌を獲ることが難しい時期をやり過ごすために最適化された合理的な行為なのです。

男女で違う脳の使い方

「男は目で恋をし、女は耳で恋に落ちる」と述べたのは英ジャーナリストのウッドロー・ワイアットです。真偽はともかく、男と女が世界を異なって感じているのは確かでしょう。

脳の構造だけを見れば、実は、大きな性差はありません。かつて、左右の半球をつなぐ脳梁は女性のほうが発達していると報告されたことがありました。[76] これを根拠に「だから女はおしゃべりなのだ」と言われたこともあります。

しかし、当時の実験は検体数も少なく、低精度でした。その後、慎重に再調査された結果、脳梁の太さに男女差がないことが証明されています。[77] 録音チップを用いた長時間調査でも「おしゃべり度」に男女差は認められていません。[78]

「女性はよくしゃべる」という決め付けは、「女は非論理的で中身のない話ばかりだ」という、古めかしい男性の側からみた一方的な誤解に起因している可能性があると私は考えています。もちろん、女性は決して非論理的ではありません。むしろ女性らしい、女性ならではの論理性やルールが見られます。

最近の研究によれば、脳の「形」にはほぼ性差はありませんが、脳の「使い方」に違いがあることが判明してきています。とくに左右の脳活動に差が認められます。これに関して、二つの研究を紹介しましょう。ともに「米国科学アカデミー紀要」に発表された論文です。

まずはスタンフォード大学のライス博士らの研究から。[79] 博士らは、健康な男女各10名を集め、「冗談」を聞いたときの脳の反応を記録しました。脳活動の大半は言語や知識に関与する部位で見られ、その点については男女差がありませんでした。

しかし、女性でより強く活動する脳部位がいくつか見つかりました。その一つは側坐核です。側坐核は快楽に関与する脳部位です。つまり、女性のほうがユーモアを楽しんでいるようなのです。

側坐核の活動は、期待と現実の「差」に比例します。収入で考えるとわかりやすいでしょう。同じ獲得額であっても、予想よりも多額だったほうが嬉しいものです。ライス博士は、「女性のほうがオチの面白さを過剰に期待していない」と推論しています。つまり、「男はオチの前からその結果にこだわっているのに対し、女は素直に提示されたオチを楽しむ」ということのようです。これに加えて、男は妙な競争心から「うまいこと言う奴だな」という嫉妬もあり、素直に側坐核が活動できない可能性も考えられます。

つづいてはイスラス・バレアレス大学のケラ・コンデ博士らの研究です。[80] 男女各10名を募り、絵画や写真などの芸術作品を見たときの脳活動を測定しています。男女差は頭頂葉で見られました。とくに作品に美しさを感じたときの差が顕著で、男性は頭頂葉の右側を主に使うのに対し、女性は左半球も使っていました。

頭頂葉の機能には左右差があります。右の頭頂葉は空間内の位置（場所など）を、左の頭頂葉は物と物の相対的な位置（前後や左右の関係など）を把握するのに関与します。ケラ・コンデ博士らは「原始的なヒト社会では、男性が狩猟を、女性は採集を担っていた」と説明を加えます。博士によれば、男性は迷わないために位置に、女性は食あたりしないために草木の識別に、その能力を磨いてきたということです。

そんな社会的な役割の差が、絵画の美しさへの性差につながっているとしたら面白いことです。なぜなら、男性は美しい景色、女性は美しい花草が、「美」の原点になっている可能性があるからです。

ちなみに、頭頂葉はヒトでよく発達している部位です。つまり、「美」に対する感性の男女差は、進化の過程でサルとヒトが分かれて以降に生まれたと考えてよさそうです。

寝不足になると脳がサボる

「ネイチャー」誌で、寝不足についておもしろい知見が報告されました。[81] ウィスコンシン大学のトノーニ博士らの研究です。ヒトではなくネズミの実験ですが、大変に興味深いものです。

実験の解説に入る前に説明しておきたいことがあります。睡眠の意味です。

睡眠を「休息の時間」だと捉えるむきもあるかもしれませんが、脳研究者はこの考えには概ね否定的です。たしかに身体は休んでいます。しかし、脳の活動レベルを測定すると、睡眠中も覚醒時と変わりません。いや、むしろ大脳皮質の活動については、睡眠時のほうが活発であることがわかります。つまり寝ていても脳は休んでいないのです。

睡眠は、深い眠り（いわゆる徐波睡眠）と浅い眠り（いわゆるレム睡眠）が交互に生じます。おもしろいことに徐波睡眠のときのほうが大脳皮質は活発で、この時、ほぼすべての神経細胞が活動しています。活動の様子も独特で、神経細胞が同期しています。活動のタイミングが揃っているということです。この足並みが揃う活動は、ゆっくりと大規模に揃うので「徐波」と呼ばれます。これが深い眠りを「徐波睡眠」と称する理由です。

一方、レム睡眠中の脳は、覚醒しているときの活動パターンにそっくりです。実際、夢を見たと自覚されるのはレム睡眠であることが多いのです。

さて、トノーニ博士らの研究に話題を戻しましょう。博士らはネズミの睡眠時間を一晩（といっても実験室のネズミは日中に眠ることが多いので、厳密に言えば「一昼」）剝奪してみました。強制的に徹夜させたわけです。そして徹夜明けの脳の活動を測ると、驚いたことに、ネズミはかろうじて起きてはいるのですが、脳は部分的に睡眠をしていることがわかりました。少しずつ脳のあちこちで、徐波が記録されたのです。

本来、深い眠りのときに脳の全体で足並みを揃えて観察される徐波ですが、寝不足のときには、足りない睡眠時間を補うためなのでしょうか、神経細胞たちが交代で徐波を出していました。トノーニ博士は、こうした脳の部分的な眠りを「局所睡眠」と呼んでいます。

局所睡眠が生じているときには、学習成績が低下します。これはヒトでいえば、寝不足の状態では仕事の効率が下がることに対応しています。この理由が「脳のパーツが交互に作業をサボっているからだ」という点が、この発見のポイントです。

ちなみに普段の睡眠でも、寝入った直後は睡眠が深く、脳全体が同期していますが、明け方の徐波睡眠は、寝不足のときと同様、やはり局所睡眠になることも知られています。[82] ただし、明け方の局所睡眠は睡眠不足ではなく、睡眠時間は足りています。ですから、脳が部分的に寝ていた局所睡眠ではなく、部分的に目が覚めつつある「局所覚醒」

だと解釈してもよさそうです。ちなみに、この状態は夢遊病の脳状態に似ています。ほかの動物に目をやれば、部分睡眠は珍しい現象ではありません。たとえばイルカや渡り鳥は、脳を半分ずつ交互に睡眠させながら移動することが知られています。寝不足のときや覚醒前に観察される脳の部分睡眠は、ヒトがまだ野生動物だった頃に活用してきた能力の名残なのかもしれません。

寝不足は太る

今回は「寝不足は太る」という話をします。まず背景として肥満の話題から。

太り過ぎは、しばしば美的な観点から嫌われています。とくに女性において、ダイエットの目的の多くは「見てくれ」を気にしてのことでしょう。しかし、肥満はそもそも健康に悪影響を及ぼすことを、改めて確認しておきましょう。心臓血管系の病気や糖尿病のみならず、睡眠障害やうつ病、さらにはがんなど、さまざまな病気の危険因子となるのです。日頃から体重に気を配っておくことは重要です。

体重の増減について、重量の「流れ」で捉えてみましょう。流れには必ず入力と出力があります。ここでは、体に入ってくる重量と、体から出ていく重量です。このバランスが体重の増減を決定します。入力が出力を上回ると太るというわけです。

ここで重要なことがあります。入力と出力では種類の豊富さが異なるという点です。出力にはたくさんの「出口」があります。糞や尿として排泄（出力）すれば体の重量は減ります。汗をかいても、その水量だけ体重は減ります。肺で呼吸しても同様です。吸った酸素（O_2）に炭素原子（C）を足して二酸化炭素（CO_2）として排気しますから、やはり体重が減ります。いや、たとえ呼吸をせずじっとしているだけでも、体温の放熱によって体重が減ります。つまり出力によって重量を減らす方法はたくさんの種類があるのです。

ところが、入力については1種類しかありません。飲食、つまり「口」からの入力のみです。これは重要なポイントです。食べなければ入力はゼロとなります。たとえば今この瞬間から断食を始めたら、現時点の体重より増えることは決してありません。これが減量に「食事管理」が有効な理由です。

さて、ここからが今回の話題、「睡眠」です。

寝ている最中は体が休んでいます。ですから体全体のエネルギー消費は低下します。つまり、重量の出力が落ちますから、寝れば寝るほど太りそうです。では、長時間睡眠すると肥満になるのでしょうか。ところが実際に測定すると逆の関係になることがわかります。肥満な人ほど睡眠時間が短い傾向があるのです。

どうして睡眠時間が短いと肥満になるのでしょうか。あるいは単に、肥満の人は眠りが浅いから、寝る時間が短いだけなのでしょうか。この疑問に答える研究が先月発表されました。コロラド大学のライト博士らが「米国科学アカデミー紀要」に発表した論文です。[83]

博士らは、普段7、8時間の睡眠をとっている健康な人を募集し、5時間睡眠の「短眠」を連続5日間続けてもらいました。わずか5日間ですが、平均0・8キロの体重増加が認められました。寝不足は確かに肥満を引き起こすというわけです。

「短眠モード」のときの様子を観察すると、スナック菓子などの間食が増えることがわかります。唯一の「重量の入力源」である摂食が増加していたのです。つまり、睡眠不足は、活動によるエネルギー消費が増加する分以上に食べ過ぎてしまい、肥満を引き起こすというわけです。

「ならば食べなければいいのでは」と思われるかもしれませんが、睡眠不足になると「食事を節制しよう」という自制心そのものが減ってしまうようなのです。

食欲のみならず、そもそも寝不足は全般的に理性的な判断力を鈍らせることは、経験的にもよく納得できます。睡眠が足りないと、仕事のミスが増えたり、イライラしたりするものです。十分な睡眠を確保するように心がけるのは、自身の健康のためのみならず、社会人としてのマナーだと言えます。

「見分け」の回路FFAのすごさ

ポルシェの好きな友人がいます。会話中に次々と型番が飛び出します。992カレラ、982ケイマン……。どの車種も似たり寄ったりで、写真を見ても、私には一向に区別がつきません。

どうして友人はポルシェの外見の細部を見分けることができるのでしょうか。私たちヒトが、見分けをもっとも得意とする対象は「人の顔」です。社会生活を営むためには個人を識別することは基本マナーですから、脳が顔に敏感なのは当然といえば当然です。

ただし脳研究者はそのようには説明しません。社会を営むために顔に敏感に反応する回路を積極的に発達させてきたのか、あるいは逆に、進化の過程で偶然顔に敏感になったから群れる癖が身についたのかがわからないからです。

脳には顔情報を処理する専用回路があります。大脳皮質の一部で、「紡錘状顔領域」と呼びます。舌を嚙みそうな名前なので、ここでは「FFA」と英略名で呼びましょう。

FFAが障害されると、顔を認知できなくなります。いわゆる「相貌失認」です。目や鼻や口といった顔のパーツは理解できるのですが、パーツが集合した顔を「顔」と認識できないのです。ですから、個人の区別や、表情の推測が困難になります。顔以外の

「物体」の認知力は正常です。

　相貌失認には先天性の患者もいます。患者数は想像されるよりもはるかに多く、人口の2％を超え、しばしば遺伝性が認められます。責任遺伝子も少しずつ見つかり始めています[84]。実は私自身が、顔の認知力や識別能力を冷静に考慮すると、先天性相貌失認に該当する可能性が濃厚です。もちろん人の識別は顔以外の手がかり（体型や声色、髪型、メガネなど）でも可能ですから、日常生活に大きな支障はありません。そのため多くの患者は自分の症状に無自覚です。かくいう私も脳研究を20年続けて、疾患の可能性に気づいたのはわりと最近です。振り返れば、小学生の頃から、新学級のクラスメイトの顔と名前を一致させるのに秋ごろまでかかりました。

　ご自身の症状が気になる方は、インターネット上に簡便な診断テストが公開されていますので、試してみてはいかがでしょうか。平均正答率は85％、先天性相貌失認の診断基準は65％以下です。私は39％でした。

　一般の方でも、先天性相貌失認の心境を想像するのは難しくありません。たとえば、「顔」ではなく、「手」の形のみを頼りに、人を識別するとしたらいかがでしょう。手の形も顔の形に劣らず個性的で、人によって様々です。しかし、手で判定するのは難しいはずです。なぜなら私たちの脳は、ふつう手に注意を払わないからです。先天性相貌失認はちょうどこれに似て、顔に注意を払わないのです。会話中にもあまり顔を合わせません。この症状は自閉症にも似ていますが、自閉症とは異なります。ＦＦＡの機能が劣っているために、顔を他の物体に比べて、特別な存在として自動認識できないわけです。

さて、話をＦＦＡに戻しましょう。ＦＦＡは驚異的な検出力を誇る脳回路です。たとえば同じ笑顔であっても、「照れ笑い」「苦笑い」「せせら笑い」「愛想笑い」「作り笑い」といった微妙な差異を区別します。コンピュータの画像処理でこれを検出させることは、最新の技術をもってしても、相当に難しいタスクですから、ＦＦＡの処理能力は超絶的です。

そんな優れたＦＦＡを、顔だけに使うのは惜しい。ヒトではどうやら顔以外の識別にもＦＦＡを応用しているらしい――。そう主張するのは、バンダービルト大学のマッギュイン博士らです。彼らはその証拠として、車の種類を識別する時にＦＦＡが活性化することを報告しています。今月の「米国科学アカデミー紀要」の論文です。[85]

面白いことに、車種の識別が得意な人ほど、識別しているときのＦＦＡの活動が強かったのです。普通に車を判断する時にはＦＦＡは使いませんが、よりマニアックな区別が必要な時にＦＦＡ回路が起動されるわけです。

顔の微細な差異に敏感な脳回路であるＦＦＡを、顔以外の微細な判定に使い回すとは、脳の偉大な発明だと感心するほかありません。

一方、私がポルシェの型番やアイドルグループのメンバーを区別できないのは、ＦＦＡを十分に有効活用できていないからかもしれません。もしかしたら、対象の識別が困難なのが理由で、マニアックな興味を持つこと自体が難しくなっているのでしょうか。

「脳の活性化」は本当にいいの？

脳の活性化トレーニング――そんな表現をよく聞きます。もちろん意図していることは理解できます。

しかし、改めて考えてください。「活性化」とは、具体的には何を指すのでしょうか。そもそも脳を活性化して何かよいことがあるのでしょうか。よりストレートな問い方をすれば、そもそも脳を活性化すると、知能は上がるのでしょうか。

ジョンズ・ホプキンス大学のギャラガー博士らが、先々月の「ニューロン」誌で発表した論文を読むと、そんな素朴な疑問を、改めて問い直したくなります。[86] 博士らは、認知症について、従来の仮説からは想像できなかった、驚くような治療法を考案しました。

まずギャラガー博士らは、軽度の認知症の患者23名を集め、記憶テストを行いました。モニターに「スコップ」や「かぼちゃ」など、日常的な物のイラストを、次々に表示します。これを眺めてもらった後、多くのイラストの中から、どれが先ほどの映像に出てきたかを選んでもらうのです。中にはそっくりだけれども、微妙に異なるイラストも含まれています。この場合は「似ているけれども、映像のものとはちがう」と判定してもらいます。

この想起テストを行うと、海馬が活動することが知られています。

さて、認知症の患者でテストを行うとどうなるでしょう。もちろん成績は低下していますが、驚いたことに、海馬の活性化は健常者よりも高いことがわかりました。認知症の脳のほうが、海馬はよく活動していたのです。

実は、これに似た現象は、アルツハイマー病の危険因子を持った人ですでに確認されています。ＡｐｏＥ４という遺伝子を持っている人は、通常の何倍もの確率でアルツハイマー病に罹患しやすいことが知られていますが、[87]こうした人の脳では、やはり海馬の活動が高いのです。[88]

このパラドックスには、二つの解釈があります。一つは「海馬が活動しすぎると、かえって認知力が低下する」というものです。つまり、適度な活性化が重要だとする説です。もう一つの説は「脳の機能が衰え始めているので、失われつつある脳機能を補うために、海馬の活動を高めている」というものです。要するに、海馬の過剰活動は、認知症の原因なのか結果なのかという解釈です。

両論相乱れていましたが、ギャラガー博士は意外な方法で論争を解決しました。「抗てんかん薬」を用いたのです。てんかんは脳が過剰に興奮してしまう疾患です。抗てんかん薬は、この行き過ぎた脳の活動を戻す薬です。

認知症の患者に、抗てんかん薬を投与したところ、海馬の活動は正常レベルに落ち着き、同時に、健忘症も改善されました。

過ぎたるは及ばざるが如し――脳が活性化することは必ずしもよいとは限らないということです。

神経回路にはアクセルとブレーキがあります。アクセルは主にグルタミン酸、ブレーキはＧＡＢＡが担っています。抗てんかん薬はＧＡＢＡの働きを高め、ブレーキを強くする薬です。先のＡｐｏＥ４遺伝子をマウスに入れ込んだところ、海馬のＧＡＢＡ機能に異変が生じました。[89] つまり、ブレーキが外れることで、海馬が過剰に興奮してしまうわけです。

脳機能は絶妙なバランスの上に成り立っています。脳の見事な作りに、改めて、感嘆の息がもれると同時に、「脳の活性化」などと安易に表現することへの罪悪感も生まれてきます。

脳のデフォルトモード

忘れてしまった記憶は、脳の中でどうなってしまうのでしょうか。直感的には「脳からすっかり消えた」と考えるのが常識でしょう。

ところが近年の研究によれば、「忘れる」とは「思い出せなくなっている状態」であって、痕跡は脳に残っていることがわかってきました。

2008年にはフリードリッヒ・ミーシャー生物医学研究所のヘリー博士らが、ネズミを用いた動物実験ではありますが、脳の活動を人工的に操作することで、消えた記憶を呼び起こすことに成功しています[90]。

こうした経緯から、最近専門家たちは、記憶が思い出せなくなることに「忘却」や「消去」という表現を使わず、「消去記憶」という言葉を好んで使います。つまり、「古い記憶を思い出せないようにするための〝記憶〟」が新たに書き込まれたということです。つまり忘却とは、脳にとっては「記憶の貯蔵庫にアクセスするな」という積極的な行動なのです。

このように「忘れる」という脳の現象一つをとっても、直感的に想像する仕組みとはずいぶんと異なる方法で実行されていることがわかります。

似たように常識とは異なる脳の現象として、「ぼうっ」としている状態が知られています。

ただぼんやりしていることは、脳のアイドリング、つまり脳が怠けている状態ですから、活動は低下しているだろうと想像する人が多いでしょう。

実際はそんなことはありません。脳部位によっては、何か作業しているときよりも、むしろ活発に活動しているのです。しかも、でたらめな活動ではなく、脳全体が協調して、高度に調和のとれた状態で活動しています。

つまり、脳は休んでいるわけではなく、エネルギーを積極的に消費して「ぼうっとしているという状態」をわざわざ作り上げているのです。こうした脳の状態は「デフォルトモード」と呼ばれます。[91] 基底状態という意味です。

デフォルトモードが、単なる脳の怠慢でないとしたら、一体、どんな意味があるのでしょうか。残念ながら生物学的な理由はまだわかっていません。しかし近年、このデフォルトモード活動が、医療現場や製薬業界から注目を集めています。[92]

病気の診断に使えるというのです。てんかんや昏睡状態では、デフォルトモードの活動の調和が乱れていることがわかりました。アルツハイマー病やうつ病、自閉症、統合失調症、慢性疼痛などでも独特なデフォルトモード活動が生じているため、病状の判断に用いることができると提唱されています。[93] とくに認知症を診断するときには、計算や描画などの作業を行ってもらうことが難しいため、ただぼんやりしていれば測定できる

「デフォルトモード診断」のメリットは計り知れません。

ただし現時点では、まだ診断技術は十分ではありません。昨年には、ＡＤＨＤ（注意欠陥／多動性障害）の診断コンテストも行われました。[94] 優勝したのは生物統計学者のキャッフォ博士でしたが、彼の技術でもまだ実用には十分でなかったようですから、臨床応用にはもう少し時間が必要かもしれません。

とはいえ、ぼんやりしているデフォルトモードが、脳の怠慢ではなく、脳の健康と関係しているという視点はとても刺激的です。「上手にぼうっとできる」ことが大切だというのですから。

〝若者〟でいることがうつ病に？

歳を重ねると、否定的な感情が減り、人生に対して肯定的になります。この心境変化は、一般的に「残り時間の少なさに気づくことで情動を幸福へと適応させる順応プロセスの一環だ」と説明されます。別の説明として「財産やチャンスが減っていくことを埋め合わせるための補完的な感情変化だ」と唱える研究者もいます。

こうした話題で、注意しなくてはいけないポイントがあります。年齢とともに幸福感や感謝心が増すのは、たしかに一般的な傾向としては正しいのですが、誰にでも当てはまるわけではありません。

うつ病が高齢者に多いことをご存知でしょうか。うつ病患者の4割は、60歳以上です。この数値は治療を受けた患者のみで、現実には、国内で100万人もの老人性うつ患者が通院しておらず、先の数値に反映されていないといわれています。

見逃される理由として、認知症と区別しづらいことが挙げられます。記憶力や集中力の低下は、老人性うつに典型的な症状です。『老人性うつ』（PHP新書）の著者、和田秀樹医師は「ボケたと思われている人の7、8割はうつである可能性がある」と指摘しています。

加齢に伴ってうつが増えるのは、おそらく生物学的現象の一環です。つまり、神経伝達物質の減少という器質的な経年変化です。老人性うつは、若者のうつより抗うつ薬がよく効くという事実がこれを物語っています。

ハンブルク大学のブラッセン博士らの研究を紹介しましょう。[95] 2012年の「サイエンス」誌に掲載された論文です。25歳前後の若者21人、健康な高齢者20人、うつ状態の高齢者20人を集め、テレビゲームを行ってもらいました。

画面に並べられた箱を、左から順に、つぎつぎに開けていくというゲームです。箱には黄金が入っていますが、ときどき悪魔も入っています。

各箱を開ける前に、ゲームを終了するか継続するかを決めます。黄金が出るたびに所持金は増えていきますが、悪魔が出たらゲームオーバー。それまでの所持金はゼロになります。ですから、悪魔が出る前にゲームをやめなくてはなりません。

ゲーム終了時には、残りの箱がすべて開けられ、黄金と悪魔の並びが開示されます。つまり、本来どこまで勝ち続けられたかがわかるわけです。このゲームを80回やってもらいました。

若者とうつ状態の高齢者は似た傾向を示します。多額の賞金を得られるチャンスを逃したことがわかると悔しがり、次のゲームで大きなリスクを取るのです。一方、健康な高齢者は、ゲームの結果によって行動を変えることはありません。行動がぶれないのです。

ブラッセン博士らは脳活動も同時に測定しています。脳データも上記の結果を裏付けています。健康な高齢者は、選択に失敗したとき、前帯状皮質などの感情をコントロールする脳部位がよく活動し、くよくよと後悔することはありませんでした。

ブラッセン博士は「健康な高齢者は、ものごとが必ずしも自分の思い通りにならないことを知っている」と指摘します。諦める能力――。逆に言えば、いつまでも若者のような脳の使い方に固執する人がうつ病になりやすいとも言えそうです。

「我慢する姿」が相手を幸福に

痛みとは「我慢できるもの」である——痛覚の研究で有名なクイーンズ大学のエルウッド博士が「痛みとは何か」という問いに対して述べた回答です。意外な定義にも思えますが、実に本質をつき、しかも多義的な解釈もできる含蓄のある言葉だと思いました。痛みは閉じた感覚です。当の本人にしか感じることができません。では、他人の痛みをどうしたら窺《うかが》い知ることができるでしょうか。博士は「我慢できること」をポイントに挙げました。

痛みから逃げれば痛みは消えます。つまり、周囲から見たとき、当人が痛がっていることは、その痛みから「逃げようとする」という行為から推測できます。ただし注意してください。あくまでも「逃げたがる」であって、「逃げる」ではありません。逃げるだけならば、単なる反射的行動と区別がつきません。

エルウッド博士は、ミドリガニに痛みがあることを示すために、この逃げたがる行動に目をつけました。[96] 普段このカニはお気に入りの岩穴に入っています。成長してサイズが合わなくなると、よりフィットする穴に引っ越しします。

そこでエルウッド博士は、穴に刺激電極を設置してみました。穴に入るとビリビリと痺《しび》れます。するとミドリガニは穴から出てきます。不快なのです。ところがその穴が気に入ったサイズだった場合は、電気ショックがあってもなかなか出てきません。穴の中で「我慢している」のでしょう。実際、近くに似た穴を設置すると素早く引っ越すことがわかります。

こうした行動から、ミドリガニが痛みを感じているが、我慢することもできることが推察できるわけです。

我慢は社会的な意味を持っています。なぜなら私たちは、我慢している人や動物を見ると「痛そう」「かわいそう」と共感するからです。

共感しているときの脳活動を調べた研究があります。マックスプランク研究所のジンガー博士らの研究です[97]。興味深いことに、痛がっている人を見ると、痛み回路が活性化しました。相手の痛みを我が身の痛みとして感じているのです。そんな「鏡」のような脳の投影機能を通じて、他人の苦痛を疑似体験し、共感するのでしょう。

しかし、これだけでは社会的価値は生まれません。「共感」は何も生み出さないからです。本当に重要なことは「痛そう」と共感することではなく、「助けてあげたい」という慈愛的な同情心へと変化することです。共感と同情は一見似ていますが、本質的に異なります。共感は単に他人の苦痛を自己投影するだけの、閉じた感覚です。一方、同情は相手の苦痛を取り除こうという努力、つまり利他的な行為です。共感ならば動物にもできますが、同情は（まれに例外が報告されますが[98]）ヒトならではの行動といってよいでしょう。

今年になって、先のジンガー博士は「同情トレーニング」という、なんとも怪しげな名称の脳トレ法を発表しました。[99] 東洋的な瞑想を取りいれた6時間コースなのですが、しかし効果はてきめんで、トレーニングを受けると、困っている人を見た時に、共感よりも同情がより強く現れるようになります。脳活動も、痛覚の神経活動から、「快感」の活動へと変化していました。そう。実は、同情は快感だったのです。言われてみれば、確かに、人助けは心地よいものです。

冒頭の「痛みとは我慢できるもの」という定義が改めて奥深く感じられます。痛みに耐える美徳。我慢することで相手の同情心を誘導する——我慢は自分のためだけでなく、相手のためでもあるといえそうです。助けてもらうことで相手の脳が幸福になるのですから。

脳細胞は年を取っても減らない

脳は老化するのでしょうか。広く知られている誤解に「年を取れば取るほど神経細胞が減っていく」というものがあります。「脳細胞は毎日数千個のペースで死んでゆく」と具体的な数値が付記されることさえあります。

一般的に、楽観的なニュースよりも、悲観的なニュースのほうが人々は敏感に反応し、よく広まるものです。この誤解が世間に根付きやすいことも理解できます。しかし、これは都市伝説です。実際には、年を経てもはっきりとした脳細胞の減少は認められません。まちがった情報でマイナス方向に自己暗示をかけてしまうことは健全ではありません。

計測データを見るとよくわかります。確かに、神経細胞の数は新生児が多く、高齢者では少ないのですが、これは徐々に減った結果ではないのです。生後3年間がポイントです。生まれ持った神経細胞の約70％は、3歳の頃までに間引きされてしまいます。それ以降はほとんど神経細胞は死にません。そのかわり、3歳までに生き残った30％の神経細胞を、一生使い続けるのです。100歳に至っても神経細胞に目立った減少は見られません。

なお、アルツハイマー病などの認知症では、たしかに神経細胞が脱落します。脳組織はスカスカになります。しかし、これは病気です。現実には、認知症を発症しない人のほうが多いのです。健康番組や健康雑誌で、老年性疾患の病理像をみて、愕然としたことがある方もいるかもしれませんが、必ずしも同じことが自分の脳に生じるわけではないことは知っておく必要があります。

もう一度書きます。「3歳以降、神経細胞数はほぼ一定です」。これは大切なことです。解剖組織学的にみれば脳は衰えてはゆきません。

とはいえ厳密に言えば、例外があるのも事実です。それは海馬です。海馬の神経細胞は逆で、なんと増えるのです。海馬体のなかの「歯状回」と呼ばれる場所（海馬への情報の入り口に相当する脳部位）でのみ起こる不思議な現象です。

ただし、この知見はネズミの脳から得られたものです。しかも、生後9カ月目で増殖率が幼若期の10%にまで低下してしまいますから、ヒトのように何十年も生きる脳では、海馬の神経細胞は増えないだろうという悲観的な見方が研究者の中では一般的でした。

ところが今月、ヒトの脳でも神経細胞は増えること、しかも100歳までしっかりと続くことが報告されて、脳研究者たちを驚かせました。[100] カロリンスカ研究所のフリセン博士らが「セル」誌に発表した論文です。

データによると、毎日700個の神経細胞が新たに生まれています。つまり、1日当たり歯状回の全神経細胞の0・004%が新たに付加されている計算になります。結果として、海馬の細胞は新鮮な状態に保たれます。たとえ実年齢が100歳であっても、海馬の年齢は概算で40歳くらいです。ヒトは長生きするぶん、ネズミの脳よりもはるかに長持ちする作りになっているようです。

ちなみに、今回の実験は、測定方法もまた興味深いものでした。炭素同位体^{14}Cを用いて増殖を測定したのです。冷戦時代の1955~63年、アメリカやソ連を中心に多くの核実験が行われ、大気中に^{14}Cが放出されました。これが植物に取り込まれ、食物連鎖を経て、ヒトの海馬のDNAに^{14}Cがたまります。だから、残存した^{14}Cを分析すれば、神経細胞がいつ分裂したかを測定できるのです。

怪我の功名というべきでしょうか。「核」という鬱屈たる負の歴史遺産が、生物研究にそんな有益な進展をもたらすとは、誰が予想したでしょうか。

Ⅳ 「心」を考える

死んだら心はどうなるか

死んだら心はどうなるでしょうか。きっと誰もが考えたことのある問いでしょう。もちろん、この答えには、その人の「宗教観」が深く関係します。

人類史を遡ったとき、そもそも宗教はいつ始まったのでしょうか。考古学の調査によれば、「埋葬」の跡がある最古の遺跡はイスラエルのカフゼー洞窟です。[101] 9万5千年前のことです。ただし、死体を装飾して埋葬していたとはいえ、これが「葬儀」を伴っていたとは限りません。

宗教にはなんらかの抽象的存在、つまりシンボルがあります。この意味ではフランスやドイツの遺跡で見つかる3万年前の「半人半獣」の像や壁画は注目に値します。[102] 実在しないものを創り上げる空想力は宗教の原型である可能性が高いからです。

しかし注意も必要です。「人あるところ必ず宗教あり」などと言われますが、宗教の普遍性について否定的な意見も少なくありません。たとえばフリーランスの研究者として有名なグレゴリ・パウルは、「狩猟系の民族では宗教観は最小限であって、神や後世を信じない人は珍しくない。今でもフランスやスウェーデン、デンマークなどでは一般的な傾向だ」と述べています。[103]

脳研究では、宗教はどう捉えられているでしょうか。神のことに思いを巡らせているときの脳の活動を測定すると、「下前頭回」という部分が働いていることがわかります。[104]下前頭回は「心の理論」に関わる脳部位として知られています。[105]心の理論とは、他人に心があると仮定する能力のことです。ということは、神は空想的な擬人化によって形作られたものかもしれません。確かに、古来、具象化された「神」は、人の形に似ているものが少なくありません。

クイーンズ大学ベルファストのバーリング博士らが、死後の世界観について面白い実験を行っています。[106]ワニがネズミを食べる場面の絵を、就学前の子どもたちに見せます。そしてネズミのその後について問います。子どもたちは、ネズミが身体的に死んでいて、だから「もう生きるために食べる必要はない」ことは理解しています。ところが「ネズミはまだお腹が空きますか」と問うと、「はい」と答えるのです。

このようにヒトは、身体の死について認知することができますが、「心はその後も続く」と信じる癖があります。高度な教育を受ける前の幼い子どもたちにこの傾向が見られることから、あらゆる文化・文明に普遍的に見られる生得的な傾向であるとバーリング博士は述べます。

私は、この生得的な思考癖こそが「心と身体は別である」という心身二元論の源だと考えています。心と脳を、同一視すべきか、別の起源と考えるか。いわゆる「一元論 vs. 二元論」の論争は、古来重要な論争となっています。いまだ決着をみません。いや、今後も解決されないかもしれません。

そもそも、「心」には二つの側面があって、これを混同すると、議論が迷宮入りします。英語で表現すれば「マインド」と「ソウル」に対応する二つです。マインドは学習や経験によって変化するモノです。一方、ソウルは変わらないナニかです。「魂」と言ってよいかもしれません。いわば宗教的感性の産物です。

マインドは他者を擬人化することで芽生えるものです。マインドは死とともに消失するでしょうが、ソウルは残る――こう考えれば冒頭の問い「死んだら心はどうなるか」は、「心身二元論」的に問うべきではなく、「心魂身三元論」として捉えるのが正しいのかもしれません。

他人は痛みを感じているか

動物の心を捉えることはできるでしょうか。たとえば「痛み」――。ヒトは自分が痛みを感じることはよく理解しています。しかし、動物たちは痛みを感じるのでしょうか。ペンシルベニア州立大学のブレイスウェイト博士らが、２００３年に「魚も痛みを感じているようだ」と発表したとき、世界中のメディアがこれを報じました。[107] 釣りの愛好家から動物福祉の活動家まで、大きな反響がありました。

魚が本当に痛みを感じているかどうかは、もちろん、魚になってみなければわかりません。しかし、魚肉を顕微鏡で観察すれば、ヒトと似た痛覚系の神経回路がすぐに見つかります。つまり、有害な刺激を検出し、脳に伝える装置を備えているわけです。

実際、魚は侵害刺激を受けると脈拍や呼吸を高め、ストレスホルモンを産生します。さらに注意力が散漫になって、食欲も減退します。驚くことに、これらの症状に、ヒトの鎮痛薬が効きます。こうした一連の科学的な証拠から、魚にとっての「痛覚」を想像するわけです。

しかし、慎重に考えてみてください。これだけ科学的な証拠があっても、魚に痛みがあるかは、ヒトの想像の範囲にとどまっているのです。あのズキズキするような、なんとも言えない不快感を、魚も本当に同じように感じているのでしょうか。

　この問題は、実のところ、魚だけの問題ではありません。ほかの動物でも同じことです。イヌやネコの「痛み」はどんなものなのでしょうか。痛みの感覚はとことん主観的です。

　このように徹底的に懐疑的になっていくと、その矛先はヒトにも向けられます。自分以外の人は痛みを感じているのでしょうか。もしかしたら隣の人は「痛そうな演技」をしているだけかもしれません。ますます「他人の痛み」の存在は怪しくなってきます。結局のところ、「自分と同じように痛いはず」だと信じている以外の何物でもありません。

　自分と同じように痛いのか――。意外に思われるかもしれませんが、この問いへの答えは、すでに科学的に導かれています。答えは「ノー」です。つまり、痛みの強さは人によって異なることが知られているのです。なぜなら、痛みの感覚を処理する神経回路システムの遺伝子が人によって異なるからです。

　痛みの受容に関わることが知られているタンパク質にCOMTと呼ばれる有名な酵素があります。この酵素の遺伝子が人によって異なっています。[108] イメージがわかない人は血液型のような差異だと考えてもらえばよいでしょう。つまり、生まれつき痛みへの感受性の強い人と鈍い人がいるのです。実際、脳画像を記録すると、COMTの「遺伝子型」によって、痛みを受けた時の脳の反応が異なることがわかります。

数年前、私は自分の遺伝子の型を調べてみました。DNAの100万カ所を調べたのです。その中にCOMTも含まれていました。照合すると、私は痛みを強く感じる遺伝子を持っていることがわかりました。なるほど、周囲の人は同じ痛覚刺激に対して、私が感じているほどには痛くないということなのでしょうか。つまり、私は我慢強いのであって、周囲の人は単に大袈裟なのでしょうか。まったくわかりません。ますます、他人の心が、いや、自分の感覚すらも、確信できなくなってきました。

「無」の存在を脳は感じる

「無」は情報となります。高度に情報化され「有」が大半を占める過密社会に慣れてしまうと、うっかり忘れがちなのですが、実際、「無」は有益な情報を運びえます。たとえば、手紙。通常の感覚では、そこに書かれている内容こそが情報です。書かれていないことに関しては知るよしもありませんから、情報としての価値はありません。しかし、昔の人はよく言ったものです。便りのないのはよい便り――。手紙が来ないのは「無事でいる」という知らせ、つまり「無」は、情報として意味があると述べているわけです。

無に存在性を感じる――なんとも不思議です。「無」という〝存在〟を脳はどのように感知しているのでしょうか。メキシコ国立自治大学のニーダー博士らが先月に発表した研究データを紹介しましょう。[109] 博士らはサルを用いて実験をしています。

モニターに表示される信号を手がかりに、次にとるべき行動を覚えてもらうのです。ただし、ときおり信号が表示されないことがあります。このときは別の行動をとらねばなりません。つまり、「無」という信号それ自体が行動を決定するシグナルとなっているのです。

博士らは、信号が無かったときに反応する神経細胞を探っていったところ、前頭葉に存在することを見いだしました。

前頭葉は高度な認知機能を担う場所として知られていますから、この結果には納得できます。やはり「無」は脳にとって無ではなく、「無なる存在」だといえそうです。

ところで、日本人を含む東洋系の人は、「無」を感じる能力が強いと、しばしば言われます。アジア人はそれを誇りに思ってさえいます。諸行無常や色即是空は独特の概念ですし、とくに日本には能楽や枯山水など、表現形式を極限まで切り詰めて、虚無性を強調した芸術があります。

しかし、無を楽しむのはアジアに独特な文化なのでしょうか。サルの脳に無を感じる回路が備わっていることはすでに述べたとおりです。となれば、無を嗜むのは万国共通ではないでしょうか。

実際、「便りのないのはよい便り」は世界中で使われることわざです。実のところ、日本語版は「No news is good news」という英語が和訳された「輸入物」であるという説が有力で、そのルーツはフランスかイタリアに由来するようです。

ゼロという概念は古代インド（もしくは中東エリア）で発見されたとされています。この発見は数学を大きく進歩させました。「無」に「0」という有形記号をあてる行為は、「無いこと」の可視化です。

実際、インドには「無が存在する」という奇妙な言語表現があります。これはとても重要なことです。なぜなら同地域の言語から派生した語族、つまりインド・ヨーロッパ語族では類似の表現を使うからです。

たとえば英語では「There is nothing」という表現があります。ほかにも「Nobody knows it」「I have no idea」など、無を主語や目的語にした「肯定文」は珍しくありません。日本語ではこのような発想はほとんどありませんから、なかなか想像しにくい表現です。

いずれにしても、感じ方やスタイルは東洋のものとは違っているかもしれませんが、やはり「無」はアジア独特の感性ではなく、世界中の人が「無」を感じていて、それを積極的に生活に取り入れているように、私には思えるのです。

サルの恩返し

互恵性と利他性は、社会集団を築くための基本的な性質です。人の役に立ちたいと思う気持ち、受けた恩を返したくなる気持ち――シンプルながら「温かい心」が、社会を円滑にし、集団の性能を高め、ひいては自分自身の利益となります。

進化の過程でヒトはいつ互恵性を手にしたのでしょうか。これは心理学的にもっとも興味深い疑問の一つだとされています。

仮に「他人のために行動することは巡り巡って自分のためになる」だったとしても、このことに気づくためには、その一歩として、まず「他人の役に立つ行動をとる」という初期動作が必要です。

では、この「他人を助けたい」という原始欲求は、いつどのように何の目的で生まれたのでしょうか。この謎に迫るために、最近、サルの行動を観察する研究が盛んに行われています。ヒトに進化する前、すでに利他性や互恵性の「心」が芽生えていたのではないかと探るわけです。

まずエモリー大学のデ・ワール博士が1997年に行った研究から紹介します。[110] 博士はヤーキス霊長類研究所の750平方メートルの敷地で飼育されたチンパンジーを観察しました。

チンパンジーは自分のエサを他者に手渡すことを通常はしません。ところがデ・ワール博士は、毛繕いをしてもらうと、自分の取り分の食料を相手に分け与えることを発見しました。それまでにあまり毛繕いをされていなかった場合に、とくにエサの分与が顕著になります。

毛繕いしてもらったことが嬉しくて、感謝の気持ちで返礼しているかどうかは、想像するよりほかはありませんが、ヒトに見られる「恩返し」に類似した原型行動であることは間違いありません。

続いての実験も、同じデ・ワール博士です。今月の「米国科学アカデミー紀要」で報告された研究で、今度はオマキザルが調査対象です。[111] アフリカ大陸のチンパンジーとは異なり、オマキザルはアメリカ大陸に棲息し、進化的には異なる系統ですが、やはり社会性の高い生活スタイルを持ちます。こうした遠隔種がヒトに類似した集団行動を示すことから、霊長目の社会性は進化的に古い起源を持っていることがうかがえます。

デ・ワール博士が行った実験は、選択肢の課題です。まず、①自分だけがエサをもらえる、②自分も相手もエサがもらえる、この二つの選択肢を提示しました。すると約6割の確率で、オマキザルは②を選びました。わずかな差ですが統計学的に有意です。①と②では自分の利益にまったく差がないのに、他者がエサをもらえる状況を好むわけです。まさに利他性です。

続いて博士は、自分と相手が交互に選択するという条件で、同じ実験をしました。すると②を選ぶ率は7割まで上昇しました。生来もっている利他性に加え、「相手に尽くせば自分に返ってくる」という互恵性を理解するからでしょう。

さらに面白いことに、この交換条件で①自分と相手が同じエサの量、②相手の量が自分の倍、という二択にすると、なんと8割の率で後者を選びました。他者により尽くしておけば、将来もっと大きな恩が返ってくることを理解するのでしょう。「情けは人の為ならず」は、サルにも当てはまるようです。

（注：なかなかサルは賢い生物だと感心します。「サルはヒトより優れているかも」と驚いた読者もいるかもしれません。そう感じるということは、その前提として、「ヒトはサルよりも優れている」という考え方をもっていることを意味しています。そうなのです。ヒトはついつい「人類こそが一番だ」と思い込みがちです。しかし、そんな傲慢さがあること自体、そもそも「ヒトは社会性動物として一番ではない」とも言えそうです）

ヒトの善悪を科学で分析すると……

ヒトは生まれながらにして善なのでしょうか。それとも悪なのでしょうか——この問いの起源は古く、中国では性善説と性悪説などとして対比されてきました。賢明な答えは「人によって異なる」「場合によって異なる」でしょう。良い人もいれば、悪い人もいます。個性豊かな人の行動を十把一絡げに、善か悪かと一方的に決めつけるのは乱暴な議論です。

この視点はよく理解できますし、現実問題として「正しい」でしょう。しかし、科学者から眺める風景は少々異なります。なぜなら「なんでもあり」と結論づけたのでは学問にならないからです。千差万別に見える多様性や複雑性のなかに、一定の傾向や全体を統《す》べる法則を見いだそうと試みるのが「科学」の本質です。

そこで、科学的な観点から、ヒトの善悪に迫ってみましょう。一つの手がかりは進化的考察です。ヒトはネズミやサルなどの哺乳類から進化しましたから、ほかの動物たちに原型が見られるだろうと考えるわけです。

私が飼っているイヌを見ていると、性善説を支持する証拠を見つけるのは、ほぼ絶望的です。イヌの欲望は、たいていエサに向けられています。エサのためなら一芸の披露さえ惜しみません。もちろん自分のエサを他に分け与えるという利他性もありません。欲望に忠実。これが動物のデフォルトでしょう。サルになると様子が変わってきます。172ページでも書いたように、サルは他者のための行動を取ることがあります。「性善性」が芽生えるわけです。

では、この延長線上に誕生したヒトはどうでしょうか。今月の「ネイチャー」誌に掲載されたハーバード大学のランド博士らの論文が一定の解答を示しています。[112] 博士らが着目したのは、「直感」と「熟慮」の違いです。どちらもヒトの判断の重要な要素ですが、直感のほうが判断は速いことが知られています。つまり、「直感」はより生命の本質に根ざした瞬時的判断であるのに対し、「熟慮」は時間を掛けるぶん、文化的要因や環境的要因が反映される余地があります。

つまり、性善説が正しければ直感は反射よりも好社会的になるはずで、性悪説が正しければ直感は反社会的になるでしょう。

まず博士らは、ボランティアを集め、手渡された金をどれほど寄付するかを観察しました。すると、寄付金を決定するまでの時間が早い人のほうが寄付率は高いことがわかりました。逆に、熟慮するタイプは自分の利益を優先する傾向が強かったのです。

このデータは示唆には富んでいますが、しかし、「いろいろなタイプの人がいる」という投げやりな結論から先に進んでいません。これを解決するためにランド博士らが行った実験は、判断の遅い人に「迅速に判断してください」と促すことでした。すると、寄付率が高まることがわかりました。

直感的に決定すると、自分中心的な行動よりも、他人を利する行動が増えるわけです。この結果から、人は生まれながらにして「善」であることがうかがえます。一方、「悪」は、直感的な結論を一歩踏み留まって「考える」ことから生まれるとも言えます。

性善説を唱えたのは孟子だとされます。しかし孟子は、ひたすら楽天的な人間論を展開したわけではありません。「人間の道徳的本性は善であり、これが隠されて悪が生まれる」と説いています。「直感は善、熟慮は悪」という今回の実験結果は、孟子の卓見を見事に浮き彫りにしています。

生命はどうやって誕生したか

雪を見ていると不思議に思うのです。降り始めの雪粒は、地面ですぐに溶けてしまいますが、次第にうっすらと地を覆い始めます。

――とけないで、上からおちてくるなかまをささえた、そのさいしょのひとつぶの雪を、加代は見たい

これは杉みき子さんの詩「加代の四季」の一節です。国語の教科書を通じて知っている方も多いでしょう。まさに私も、加代と同じ気持ちなのです。

いや、雪に対してだけではありません。とにかく、どんなことでも「始まり」は不思議なものです。

たとえば、私がこのエッセイを書くときに、なぜこの題材を選んで書き始めたのでしょうか。動機の「始まり」は一体何なのでしょう。

心。生まれて以降、気づけば私に「心」がありました。心が私に芽生えたきっかけは何だったのでしょうか。

宇宙も不思議です。ビッグバンはどんな風に開始されたのでしょうか。それ以前は、どんな「世界」が存在したのでしょうか。

生命の「始まり」も不思議です。地球で生命が芽生えたのは38億年ほど前だったようです。生物の親は生物なのが道理。では、最初の一匹の生物はどう誕生したのでしょうか。

誕生直後の地球は熱すぎて生命が住めません。次第に地表温は冷却しますが、依然、地上の成分は二酸化炭素やメタンガス、アンモニア、水素といった単純な物質が中心でした。

生命体を形作る高度な有機物は、原始的な単純分子のスープから、どのように生成されたのでしょうか。

ヒントは、太陽光や雷、それに隕石にあるようです。

試験管内に水を張って、原始ガスを詰めます。そして、初期の地球を模し、紫外線と高電圧を加えつつ熱します。驚いたことにそれだけで、糖やアミノ酸、それに遺伝子材料のプリン体などが形成されます。

ただし、当時の地球環境を考えると、[113]生命を構成する高等有機物質の多くは、地球圏外から運ばれてきたという説が最近では流行です[114-117]。いずれにしても、生体有機物は、地球もしくは宇宙の原始環境で労せずに合成されるということには変わりありません。

こうした生体有機物の中でも重要な分子成分は「ＲＮＡ」でしょう。ＲＮＡはＤＮＡの仲間で、遺伝情報を担うことができますが、その性質はＤＮＡとは異なります。ＲＮＡは酵素にもなるのです。酵素は化学反応を促進します。

昨年、ケンブリッジ大学のホリガー博士らが、試験管の中で、ＲＮＡを酵素として用いて、酵素活性を持つ別のＲＮＡを合成できることを発見しました。[118]「試験管内人工進化」と呼ばれる方法を活用したこの成功は、生命研究界に大きな衝撃をもたらしました。おそらく初期の地球は、ＲＮＡが自己増殖し、どんどん繁殖してゆく「ＲＮＡワールド」だったのでしょう。

こうした研究の流れを受け、ポートランド州立大学のレーマン博士らは今月、複数のＲＮＡ酵素が集合すると、複雑な協同反応を自然と開始することを証明しました。[119] 無生物が生物に相転移する決定的瞬間を、もう一息のところまで試験管内で再現できるわけです。

神秘の人工合成――こうした研究が創造主「神」の領域に一歩踏み込んでいるように感じるのは私だけでしょうか。

生命誕生を不思議に思うのは「脳」の作用です。

では、脳はどんなきっかけで誕生したのでしょうか。脳ができたからこそ、この「世界」を眺め、「世界」を解釈できます。つまり、脳を通じて初めて世界が世界として意味を持つのです。

脳の誕生は世界の意味の創造と同意です。「世界」を支えた最初の神経細胞の誕生を、私は脳研究者としてぜひとも見てみたいものです。もちろん、そう願う私の「心」も、神経細胞がこの世に誕生してくれたから生まれたものです。ふむ。考えれば考えるほど、無限退行の自己ループにはまってゆきます。

白い音、白い匂いとは？

もっとも不思議な色は何でしょう。私にとっては「白」、そして「黒」です。

小学校の絵画の授業。先生に隠れて、こっそりと赤と緑の絵の具を混ぜてみました。すると黒色になることに驚きました。赤と緑という「親」から、赤の質感とも、緑の質感とも、似ても似つかない黒という「子」が生まれる――「子は親に似る」という生物界の遺伝原理とはまったく異なるルールが潜んでいることに、ときめいたのです。

この驚きは、青と橙を混ぜても黒になることを発見して、さらに加速します。その後、一般に、絵の具を混ぜれば混ぜるほど、黒に近づくことを知りました（色材で厳密な黒を作るのは、実は、難しいのですが……）。

光は、絵の具とは逆で、混ぜれば混ぜるほど「白」に近づきます。

太陽の光は「白」です。これをプリズムで分解すると虹色に分離します。様々な波長スペクトラムが交じり合った色は白です。たくさんの色が集まってあの太陽光の白色ができています。ところが実際に、白を作るためには「全ての色」を混ぜる必要はありません。白を作る方法は何通りもあります。たとえば、青と黄、緑と紫、どちらの混合も白になります。これは重要なことを意味しています。物理学的な「白」と、知覚的な

「白さ」は、意味が違うのです。理由は網膜センサーにあります。

網膜には赤・緑・青の3種のセンサーがあります。いや、残念ながら「3種しかない」といったほうが正確でしょうか。世界には様々な光が飛び交っていますが、目はわずか3色しか感じないのです。この3色が「光の三原色」の原理です。

この三つのセンサーが満遍なく刺激されると、「白さ」という知覚が脳に現れます。つまり、三つのセンサーにとって、できるだけ相互に重なり合わない波長スペクトラムの色が照射されれば、「白」に近づくというわけです。

これと同じ原理は「音」についても成り立ちます。様々な音程を混ぜると「白」になります。いわゆる「白色雑音（ホワイトノイズ）」と呼ばれる音です。チャネルの合っていないラジオから流れるザーというノイズは白色雑音です。音の「白さ」とは、あんな質感なのです。

聴覚の場合も視覚の白色と同様で、多くの波長を混合していくと、聴こえる音はどんどんと白くなっていきます。

この考えは嗅覚についても応用することができます。ワイツマン科学研究所のソベル博士らが、「匂いの白さ」に関する論文を、先月の「米国科学アカデミー紀要」に発表しています。[120]

博士らは全86種の香りを用意して、その中から、嗅覚アンテナにとってできるだけスペクトラムが重なり合わない香りを組み合わせて「香水」を作りました。すると、どんな組み合わせでも、30種以上混ぜ合わせると、一定の「質感」に落ち着くことを発見しました。まさに「白色」です。

博士らはこの白い匂いを「ローラックス」と名付けました。光や音と同じ原理が、嗅覚にも成り立つわけです。光が三原色なら、匂いは「三十原香」といったところでしょうか。

もちろん、白い匂いは、無臭ではありません。香りの混合ですから「白い香り」という質感があります。ちょうど、白色雑音は無音でなく、独特の音であるのと同じことです。

色も同じです。純白、潔白などの言葉から、白には「無」「初」「虚」のイメージがありますが、白は決して無色透明ではありません。白という「色」は、それ自体が固有な質感を持っています。

白の意味を考えると不思議な気がします。それこそ頭が真っ白になります。

——海くれて　鴨のこゑ　ほのかに白し（芭蕉）

白の汎用性には驚くばかりです。

超能力は存在するか？

「レッド・ライト」という映画を観に行きました。古典映画は好きでよく観るのですが、新作映画を観に行くことは滅多にありません。観るとしても決まって「脳」に関係するものばかりです。これまでも「サロゲート」や「メメント」など、脳科学的に考えさせられる映画を観てきました。

「レッド・ライト」もまた、脳に関係した映画です。加えてロバート・デ・ニーロが出ていることにも惹かれました。私はデ・ニーロのファンで、フランシス・コッポラ監督の「ゴッドファーザーPARTⅡ」、マーティン・スコセッシ監督の「タクシードライバー」、ベルナルド・ベルトルッチ監督の「1900年」など、迫真の演技に魅了されています。

さて、今回の映画の内容を簡単に要約すれば、デ・ニーロが演じる稀代の「超能力者」が、本物の超能力者か、単なるペテン師かを、研究者たちが究明するというストーリーです。

超能力に対峙したときの人々は、ほぼ二分されます。心から信じている人、頑なに否定する人です。「ありえるかも」と中途半端な立場を取る人は意外と少ないようです。

私はその中途半端な考えを持った1人です。毎日脳を研究していると、非科学的なことが世の中にはあっても不思議でない気がするのです。ここでは「非科学的」という言葉を小馬鹿にした意味で使っているのではありません。科学は万能ではないと言いたいのです。科学でこの世の現象のすべてを解明できると仮定するのは、研究者の傲慢だと感じるのです。

話を戻しましょう。超能力にはいくつかの種類があります。なかでも医学的に注目を集める現象は「解離」です。解離とは、感覚と行動が統合されない症状です。たとえば、意識が身体を抜けだして外部から自分を眺める「幽体離脱」や、誰かに体が操作されて自由に動かせなかったり、逆に勝手に文字を書いたりする「憑依」は、解離の一種です。解離が「霊的」な現象かどうかはともかく、実際にそうした症状を訴える患者がいるのは事実です。古くから世界中で報告され、しばしば文学や劇の題材にもなっています。

多くのケースは幼少期の体験がトラウマとなって現れる症状のようです。ペンシルベニア大学のペレス博士は解離症状の専門家の一人です。「解離は健康な人にも現れ、精神疾患の危険因子にもなる」と述べています。

ペレス博士らは昨年、憑依状態にある人の脳活動を測定することに成功しました[121]。博士らが着目した症状は、「レッド・ライト」にも登場したタイプの憑依で、手が自然と動いて、死者の言葉を紙に綴っていくという現象です。

博士らは、「霊力」が書いた文章を言語学的に解析しました。そして意外なことに、憑依状態のほうが、文法構造が複雑で、高度な文章になっていることを証明しました。

つまり、憑依は、単なる知力の低下や、心的リラックスでは説明できない現象なのです。

今回の研究から、憑依状態にある脳では、さまざまな部位の活動が変化することもわかりました。全体として右脳と左脳の活動バランスが大きく崩れています。憑依は、脳機能不全によるものではなく、むしろ積極的に生み出された脳現象だといえそうです。

精霊や悪霊による脳の操作かどうかはともかく、憑依という症状が存在することは脳科学的に間違いありません。今回の報告データを見て、ロバート・デ・ニーロが「レナードの朝」で演じた神経疾患の患者を思い出しました。あの映画も別の見方をすれば、「薬で脳を操作する」というプロットでした。

「自由」は行動してみてわかる

ヒトの社会は「自由」を前提として成立しています。自由に発言したり、自由に商品を買ったり、自由に旅したり、レストランで好きなメニューを注文したり、好きなときに会社を休んだり。

もちろん、自由は責任と一体ですから、現実には多少の制約が生じますが、それでも私たちの自由は本質的に保障されています。

もっともシンプルなケースでは、たとえば、「手を挙げてください」と頼まれたら、右手を挙げるか、左手を挙げるかは、本人の自由です。いや、それだけではありません。あえて「手を挙げない」という自由も私たちには備わっています。

ロンドン大学のハガード博士は、このような「意志」は本質的に多元的で、少なくとも三つの要素が関与することを指摘しています。[122] 一つ目は「なに（what）」です。先の手を挙げる例で言えば、右手か左手かです。二つ目は「いつ（when）」です。手を挙げるタイミングは自分で決定することができます。三つ目は「是か非か（whether）」です。手を挙げても挙げなくてもよいわけです。

この中では「是か非か」は異質です。他人には観察できないからです。手を挙げなかった場合は、「挙げよう」という意志が生じていないからか、あるいは「挙げない」という意志が生じたからかは、本人に聞いてみなければわかりません。

そんなわけで、意志決定の研究者たちは大抵、より簡単な問題である「なに」と「いつ」の2点に絞って、自由の実体を探っています。

ユーリッヒ研究センターのホフシュテッター博士らは今月の「大脳皮質」誌に、「なに」と「いつ」の脳活動データを発表しています。[123]「なに」を決めるときには補足運動野や前運動野が、「いつ」を決めるときには補足運動野に加え、島皮質や基底核が活動していました。両者で共通して活動が見られた補足運動野が「自由」の鍵を握っているといってよいでしょう。

補足運動野には古くから知られた有名な現象があります。まず1965年に、身体を動かすより前に補足運動野が活動を始めていることが発見されます。[124]いわゆる「準備活動」です。その後1983年に、その準備活動が、行動を始める前のみならず、「始めよう」と感じる前に生じていることが報告されました。[125]こうした事実からわかることは、「意志」は、すでに脳が行動を決定したことへの単なる「追認」であって、真の意味での「自由意志」ではないということです。

では、その無意識の準備活動はどうして始まるのでしょうか。フランス国立衛生医学研究所のシュルガー博士は昨年10月の「米国科学アカデミー紀要」に発表した論文で、「準備活動はただの脳のゆらぎだ」と述べています。[126]

ということは、自由とは、本人が「自分の意志で行動した」と悦に入っているだけの幻覚といってよさそうです。

自由は未来に向かって開かれていると考えがちですが、よく考えてみれば、自由はつねに「後づけ」であることに気づきます。行動してみた結果が、自分の「意図」と一致したときにはじめて、当初を振り返って「思い通りであった」と、自由を確認できます。逆に、意図と一致しなかったら自由でなかったことがわかります。つまり、行動を起こさない限り、自由かどうかを調べる術《すべ》がありません。結局のところ、自由は決して未来志向でなく、とことん過去志向なのです。

そう考えると、この本を最後まで「読もう」としてくださっている皆さんの「自由意志」には、さらに深く感謝しなくてはなりません。たとえ、私のこの感謝の「意図」が、脳活動の単なる追認にすぎなかったとしても。

他人の感覚は共有できるか？

色とはなんでしょうか。ニュートンは「光線には色はない。光線は色の感覚を生じさせる力を持っているにすぎない」と述べています。ゲーテもまた「色は人間から離れて存在し得ない」と記しています。つまり、色とは物理的な「実在」ではなくて、認知的な「知覚」だというのです。

これは簡単な実験で確認できます。たとえば右目に赤色、左目に緑色を見たらどうなるでしょう。驚くことに、存在していないはずの黄色が「見え」ます。そう、色は脳の産物なのです。

となると、大きな問題が生じます。「客観的な色」とはなんでしょうか。赤色は誰にとっても、赤色でしょうか。実際は人によって異なる色に見えているのに、単に「赤」という言葉で呼び合っている表面的合意にすぎないのでしょうか。

感覚は孤独な現象です。自分という射程距離を超えることはありません――実は、この問題はとても奥深く、簡単には答えが出ません。なぜなら、自分と他人の脳が別物だからです。脳同士を接続したり、入れ替えたりできれば検証できるのでしょうが、そういうわけにはいきません。いや、そもそも脳がこうして独立性を保っているからこそ、私たちは独自の個性をもって、社会の中で自我を保っていられるわけです。他人の知覚を共有しようというのは、脳の本来の機能を考えると、矛盾した試みです。

これが意味するところは、脳がつながったまま生まれてくる双生児（「頭蓋結合体双生児」と言います）を見れば理解できます。カナダのタチアナちゃんとクリスタちゃんの例が有名です。

彼女たちは脳が結合している身体障害児ですが、健康には大きな支障がなく、会話したり、数えたり、「4本の足」で走ったりできます。普通の小学校にも通っています。その闊達な姿はテレビやネットでも公開されています。

彼女たちには特殊な能力があります。一人が目を閉じていても、もう一人が何を見ているか、何を食べているかがわかるのです。それだけではありません、考えている内容も言葉を介さずに伝わります。

となると、彼女たちの「心」は何人分でしょうか。「2人」でしょうか、それとも統合された「1人」でしょうか。難しい問題です。きっと彼女たちにしか理解できない新たな「心」の有り様なのでしょう。

では、物心ついた頃から独立した脳を持って育った私たち一般人には、感覚を他者と直接共有するような経験はできないのでしょうか。本質的に矛盾した問いだと理解しつつも、やはり他人の感覚は気になる存在です。

共有の可能性はゼロではないようです。デューク大学のニコレリス博士らが先月、2

匹のネズミの脳を接続することに成功したからです。[127]

博士らは、ランプを手がかりにエサをもらうという課題をネズミに解かせました。一匹のネズミの脳反応からランプを見たときの反応を解読して、別のネズミの脳に送信したのです。すると受信したネズミは、ランプを実際に見たわけではないのに、パートナーの見たランプを「読む」ことで、エサを上手に得ることができました。

ネズミを5千キロ以上も離れたブラジルとアメリカに置いても、わずか0・2秒の時間差で、脳を同期させることができるというから驚きます。まだネズミの研究段階で原始的とはいえ、「原理的に可能」と「実現した」では、まったく意味が異なります。

このハイブリッド脳技術を応用すれば、いつしか「赤色とは何か」を真正面から問うことができるのではないかと、密かに期待しています。

「恥ずかしい」は恥ずかしくない

「恥ずかしい」とは何でしょう。少なくとも嬉しい感情ではありません。不快な感情です。なぜそんなマイナス感情が、私たちの心に存在するのでしょうか。

みっともない、きまりが悪い、申し訳ない、といった心理は「社会的感情」と呼ばれます。社会的感情は、恐怖や嫌悪、喜怒哀楽などの原始的な感情とは区別されます。なぜなら、対人関係の中ではじめて起きる高度な感情だからです。

恥ずかしいという感情は社会的感情の代表選手です。この感情は、動物の進化の過程で、どのように芽生えたのでしょうか。京都大学の高橋英彦博士が２００４年に発表した研究が、羞恥の起源についてヒントを与えてくれます。[128]

高橋博士は「正装すべきパーティに普段着で出てしまった」「社会の窓が開いていた」「高級レストランで作法を知らなかった」など、恥ずかしい状況を思い浮かべたときの脳の活動を記録しました。すると内側前頭皮質や上側頭溝などの脳部位が活動しました。これは「心の理論」に関与する脳部位です。

心の理論とは、これまた大層な名前が付いていますが、意味していることは単純で、「他人の心に気づく能力」のことです。つまり、先の高橋博士のデータから、羞恥心は人の心を読む能力から発生したことがうかがえるわけです。

他者の心を読むことは、動物が生存していくうえで必須です。たとえば、ジャングルを歩いて他の動物に出会ったとしましょう。このとき、相手が敵なのか味方なのかを瞬時に判断しなくてはなりません。もし自分が獲物として狙われているなら、即座に逃げなくては捕食されてしまいます。

すでに本書で書いてきたように、動物たちはもともと「他者に心がある」ことを前提として状況判断をしています。進化的にみても、おそらく自分自身に明確な「心」が生まれる以前から、そういう生活スタイルだったはずです。つまり進化初期には、他者の存在のほうが、自分の存在よりも、心の中では先行していたわけです。

ここで大転換が起こります。他者に向けてきた「読心」の照準を、今度は自分に向けてみるのです。他者に心があるということは、もしかして自分にも心があるのか――。すると自己の存在を自覚します。これこそが私たちが普段「心」と呼んでいるものです。こうした自省力はヒトで特に顕著ですが、源流を辿れば、他者の心を読む能力です。

ここに羞恥心が芽生える要素があります。なぜなら、そもそも動物は他者に心を読まれることを嫌うからです。たとえばライオンが獲物をねらっているときに、敵であることを獲物に読まれてしまったら仕留める確率は減ります。一方、逃げるシマウマも、右に逃げるか左に逃げるかをライオンに読まれてしまったら不利です。つまり「心」を上手に隠すことのできた動物が生存できたはずです。

私たちはこうした動物たちの末裔です。先祖たちの原始的な嫌悪感情が、社会的文脈に色付けされれば「羞恥心」へ転生します。「本心がバレると恥ずかしい」「理想の自分像に及ばない真の自己が赤裸々になると恥ずかしい」などなど。

羞恥心や罪悪感などの社会的感情に伴う不快感は、モラルを生み出す原動力となります。マナーを守ったり、治安や衛生を高めたりと、社会に貢献する作用があります。すると、道徳感が増し、謝罪や自白や償いといったヒトらしい行動へとつながるのです。

快適なヒト社会が、元はといえば野生動物たちの必死な生存戦略からの派生物だと想像すると、それだけで「恥ずかしい」という感情に愛着が湧いてきます。

くすぐったさはユーモアの原型

くすぐったい――快とも不快ともいえない、なんとも不思議な感覚です。くすぐったいとき、意図とは異なる運動筋の収縮が生じたり、さらに交感神経系までが亢進したりと、劇的な体の変化が生じます。

くすぐったさは一体なんのために備わっているのでしょうか。脳の中でどのようにして生じる感覚なのでしょうか。

くすぐったさは体のどの部分を触っても起こるわけではありません。アイオワ大学病院のブラック博士らによれば脇、胸、胴側、足裏が高感度だそうです。[129]しかし、これらの部位に触れれば、必ずくすぐったいかといえば、そうでもありません。触れる力や速度の程度によっては、くすぐったく感じなかったり、あるいは、痛かったりもします。

さらに誰がくすぐるかも重要です。一般的には親しい人にくすぐってもらうのが効果的です。見知らぬ強面風の男性にくすぐられても、くすぐったくないでしょう。つまり、くすぐられる側の精神状態に依存するのです。たとえば、泣きわめいている子供では、たとえ近親者がくすぐっても効果がないものです。

こうした現象の中で、とくに注目に値するのが、「本人がくすぐってもほとんど効果がない」という事実です。この現象を拠点に、さまざまな研究が行われた結果、現在では「予測不可能性」が、くすぐったさの鍵を握っていることがわかっています。自分で自分をくすぐる場合は、手指の動きを自身で予測できますから、生じる感覚は想定内でしかありません。「思った通り」では、くすぐったさは生まれないのです。

ロンドン大学のブラックモア博士らは、独自に開発した「くすぐり装置」を使って自分をくすぐる実験を行っています。[130] この装置で自分をくすぐっても、くすぐったさは生じないのですが、おもしろいことに、作動に数分の一秒ほどの遅延をつけると、自分で操作しているにもかかわらず、くすぐったさを感じます。予測性が減るからです。

先月、フライブルク大学のチェリオ博士らは、くすぐったさを感じているときの脳の反応を測定したデータを発表しました。[131] すると、外側視床下部や頭頂弁蓋、扁桃体など、情動に関連した部位が活性化していることがわかりました。とりわけ外側視床下部の活性化は象徴的です。ここは快楽の脳部位としてよく知られている領域です。

総合して考えると、「予測との不一致は快楽と関係がある」ということになります。これは、まさに、冗談やギャグと同じです。予想通りだったならば「おもしろみ」は生まれません。ユーモアは、期待の展開と異なった場合に生じる感覚です。

実は、くすぐったさがユーモア感覚の原型であることを最初に明確に指摘したのはダーウィンです。1872年の著書『人及び動物の表情について』には、「くすぐりは動物たちが転げまわって遊ぶ遊戯に由来するもので、原始的ユーモアである」と記されています。

この説を裏付けるように、カリフォルニア大学のフリドルンド博士らは、くすぐったがりの人は、日常生活でもよく微笑み、よく笑うというデータを報告しています。[132]

笑う動物はヒトだけです。ヒトらしさを象徴する笑いの源泉がくすぐったさであるのなら、くすぐったさは忌避すべきものでなく、むしろ、一目置かれてよい感覚なのかもしれません。

直感と理論は相反しない

いきなりですが、つぎの問題を解いてください。

問1　商品AとBは合計で110円。AはBより100円高い。Bは何円。

問2　製造装置5台を5分間稼働させると製品が5個できる。100台で100個作るには何分かかるか。

問3　一日で2倍になる浮草。湖の全面を覆うのに48日かかる。湖面の半分を覆うのは何日目か。

この問題のおもしろいところは、簡単に直感で答えを思いつくのですが、その答えが理論的には間違っているという点です。

正解は、問1「5円」、問2「5分」、問3「47日」です。いかがでしょうか?

先日、「サイエンス」誌を読んでいたら、この問題についての興味深い記事を見つけました。[133] 先の質問に対して「10円」「100分」「24日」と答えてしまう人は、宗教心が強い傾向があるとのことです。ブリティッシュ・コロンビア大学のジェルヴェ博士らの調査結果です。

今、イスラエルのハイファという都市で本稿を書いています。脳研究のセミナーに招待されて、ここに来ました。イスラエルは最先端科学を牽引するサイエンス大国です。脳研究分野も例外でなく、世界トップレベルの研究者たちがイスラエルでしのぎを削っています。

一方、イスラエルは宗教国家としても独特の地位にあります。ユダヤ教を中心に据える国家はイスラエルだけです。ただし、首都のエルサレムは、ユダヤ教のみならず、キリスト教やイスラム教の聖地にもなっています。昨年、エルサレムを訪問したときに感じた、一種独特の緊迫した雰囲気は今でも忘れられません。

科学と宗教。一見矛盾する二つの側面がイスラエルには濃密に凝集されています。

科学とは「自然」の仕組みを究明する営みです。現代科学の原点《ルーツ》は、古代から中世にかけての西洋にあります。しかし、なぜ西洋人たちは自然を知りたがったのでしょう。きっと宗教的な意図があったはずです。一神教では、この世の中は「神」が創ったもの。その神の創り給《たま》いし「自然」を理解することで、少しでも神に近づこうという思いがあったのではないでしょうか。

だとすれば、科学とは本来きわめて宗教的な行為の一環です。ところがコペルニクスやダーウィンらが活躍する時代になると、地動説や進化論など、聖典と辻褄のあわない発見が相次ぎます。これが科学と宗教が一見矛盾した存在に感じられる理由ではないでしょうか。

論理学も同じ構図を持っています。そもそも論理とは人の思考を模倣し、そのパターンを解析し応用するために作られたものです。しかし、「論理的」な思考を徹底的に推し進めると、人の直感と矛盾するところが出てきます。これが直感と論理が対立しているように見える理由です。

先の論文で、ジェルヴェ博士らは「論理的な思考は宗教離れを促進する」と主張します。きっとその通りでしょう。しかし、理論と宗教、どちらが人らしいでしょうか。

私は思うのです。冒頭の問いは、答えを間違えるほうが、脳にとって自然ではないかと。むしろ私は、そこに人らしい温かみを感じるのです。

イスラエルに来て、著名な科学者たちの多くが、宗教にも熱心であることに接し、人に併存する厳しさと優しさを感じています。科学と宗教、直感と理論はけっして相反《アンビバレンス》する要素ではないのだと。

直感は正しい

就職するか否か。結婚すべきか否か。マイホームを購入するか否か——そんなに大きな問題でなくてもよいでしょう。レストランでのメニュー選択、洗濯や炊事の順序など、私たちは日常的に意思決定をしながら生活しています。決断の場面で、適切な判断ができるかどうかは、私たちの生活、ひいては人生の質に直接的な影響を与えます。

テルアビブ大学のロテム博士らが2008年の「ネイチャー」誌に報告した実験を紹介しましょう[134]。

実験参加者に、お金がもらえる二つのボタンAとBを選んでもらいます。Aは80円、Bは60円もらえるのですが、Aの収入は不確実で、80%の確率でしかもらえません。

このルールは参加者には知らされていませんが、何度も選択を繰り返すうちに、しだいに傾向が見えてきます。多くの人はAを選びます。リスクがあるとはいえ、Aの期待値は64円（＝80円×0・8）ですから、長期的にはBよりも高収入が見込めます。

ところが話はそう簡単ではありません。獲得確率を4分の1にしましょう。Aが20%、Bが25%の確率です。やはり数値上はAのほうが高収入を期待できるのですが、この場合ですと、AとBの選択率は同じになります。

ロテム博士らは、さらに条件を変えてみました。今までの実験では、獲得金額をモニター上に「数値」で表示していましたが、数字ではなく「点《ドット》」の数で示しました。つまり80円の場合は「80個の点」です。この場合、たとえAが80％、Bが１００％の獲得確率であっても、Bを選ぶ人が増えました。おそらく点で示されると、数値の大小が正確に見積もれず、単純にリスクの低いほうを選択するのでしょう。

さて、私たちの選択の「根拠」はどこにあるのでしょうか。こうした意思決定の傾向はヒトだけの特徴なのでしょうか。

テキサス大学のホフマン博士らは、今月の「サイエンス」誌で、魚からほ乳類にいたる脊椎動物88種について、「意思」に関わる遺伝子10個が脳にどう発現しているかを、丁寧に比較しています[135]。その結果、これらの遺伝子が、驚くほど種を超えて保存されていることがわかりました。つまり、4億5千万年前に、すでに意思決定に関わる脳回路は十分に成熟していたわけです。

これで驚いてはいけません。先の実験を行ったロテム博士らは、似た実験を、ミツバチでも行っています[134]。お金の代わりに、濃度を変えた砂糖水を用いたのですが、なんと、ミツバチの選択傾向はヒトとそっくりでした。

つまり、意思決定は決して「高度な知能」ではなく、私たちが想像できないほど進化の初期から、堅実に存在している脳の「癖」なのです。意思選択とは、本能的な直感、つまり、動物的勘にほかなりません。

自然界では直感的な判断は命に関わります。ライオンに追われたシカは逃げる方角を瞬時に決定します。理詰めで熟慮する時間はありません。判断を誤れば餌食となります。野生の世界では瞬発的な直感が正しかった動物だけが生き延びることができたはずです。

そんな長く厳しい自然淘汰を経て洗練されてきた直感は、進化的に正しさが保証されているにちがいありません。ヒトはつい、自分の意思決定の能力に、動物とは異なる大層な「知性」を想定しがちですが、私たちの直感は生物進化の産物そのものです。表層的な「知性」の傲慢などにはビクともしない力強い生命プロセスに、私たちは感謝を忘れてはいけません。

感情は表情よりも身体に表れる

中学1年生の国語の教科書に、「笑顔という魔法」という文章を寄せました。全国の生徒だけでなく、教師や父母の方々から思いのほか多くの反応をいただいています。

私がこの文章を通じて伝えたかったメッセージは、「笑顔は大切ですよ」の一点です。もちろん、「笑う門には福来る」「怒れる拳笑顔に当たらず」という諺があるように、笑顔の重要性は古来、知られています。そこで私が強調したかったのは、諺を通じて信じられてきたことが、科学的に実証されつつあるという興奮です。

たとえば、口元を「イー」として歯を見せながらマンガを読むとマンガが面白く感じられます。不思議な現象ですが、「口角が上がる」ことが理由です。笑顔に似た表情を強制的に作ると、それだけで楽しい気分になるのです。

つまり脳は「楽しいから笑う」だけでなく、「笑うから楽しくなる」という側面も備えています。いや、後者の「表情から感情へ」のほうが影響力は強いようです。

この効果は表情だけに限りません。姿勢も重要です。たとえば物事を決断するときには、背筋をピンと伸ばしたほうが、猫背で決断するよりも、自信を持つことができます。

話を聞く姿勢も同様で、ふんぞり返って聞くよりも、身を乗り出して聞いたほうが、同じ内容でも面白く感じられます。表情や姿勢は私たちの心の在り様に大きな影響を及ぼすのです。

となると、次なる疑問は「表情と姿勢はどちらのほうが影響力が大きいか」でしょう。この素朴な問いに答える実験を、エルサレム・ヘブライ大学のアヴィーザー博士らが行いました。結果は先月の「サイエンス」誌に発表されました。[136]

博士らは表情と身体を矛盾した状況に置くという実験を行いました。たとえば、テニスの試合を想定し、顔はゲームに負けて落ち込んだ表情を、身体は勝利してガッツポーズをしている姿勢を作ってもらいました。

そんな相反する状況でわき上がる感情には、顔よりもむしろ、姿勢が反映されました。身体は表情に勝る——心の主導権は身体が握っているのです。

アヴィーザー博士らは、さらに興味深いデータを示しています。テニスプレーヤーが勝利してテンションが高まったときの表情と、負けて悔しがっているときの表情が、実は、似ているというのです。

それだけではありません。疼痛《とうつう》に苦悶するときや、深い悲しみを慨嘆《がいたん》するときの表情も、さらに、オルガズムで快楽の絶頂にいるときの表情さえ似ているといいます。

つまり表情にはそれほどレパートリーはないというわけです。だからこそ、感情は表情よりむしろ身体に表れるのです。これを裏付けるかのように、相手の心理を、①顔だけ、②身体だけ、③顔と身体の両方、を手がかりとして判定してもらったところ、①のときのみ、成績が悪いことがわかりました。

面白いのは、この判定を行う前に「顔か身体のどちらかを参照できます。どちらを見て答えますか」と問うと、80％の人が「顔」を選ぶことです。表情だけでは感情が判定しにくいことを私たちは知らないのです。博士らはこれを「錯覚的顔効果」と呼んでいます。表情に感情が表れると、私たちは無条件に信じがちですが、本当は、身体にこそ魂が宿るのです。

文庫版特別対談

池谷裕二×寄藤文平

寄藤　今日は文庫版の『パテカトルの万脳薬　脳はなにげに不公平』の装丁ができあがっていく過程を見ていただこうと思い、装丁の最終案にたどりつく前に、僕が頭の中で描いていたイメージを、あえて形にして持ってきました（左ページ参照）。

池谷　ありがとうございます。それは興味深いです。

寄藤　最初にメインタイトルが『脳はなにげに不公平』だと聞いて、思い浮かべたのが、A案みたいなイメージです。まったく意味づけがない状態で、たぶん、これを見ても何を言っているのかまったくわかりませんよね。

池谷　はい。まったくわかりません（笑）。

寄藤　で、このあとに思い浮かんだのが蟻なのに相撲取りのほうが軽いというD案のイメージ。「脳は不公平」っていう、なにかおかしなことが起きている状態を絵にしたらどうかということで発想を広げていくと、B案みたいなものも思いつきます。このイメージは、もうなんとなく理屈がついてきているんですね。これをお見せした時に、「どうして豚なんですか？」「なんでNOなんですか？」って質問を受けたとしても、「これは不公平を表現しています」「これは脳とNOをかけて表現したんです」と一応説明が

最終案にたどりつくまでの装丁イメージ

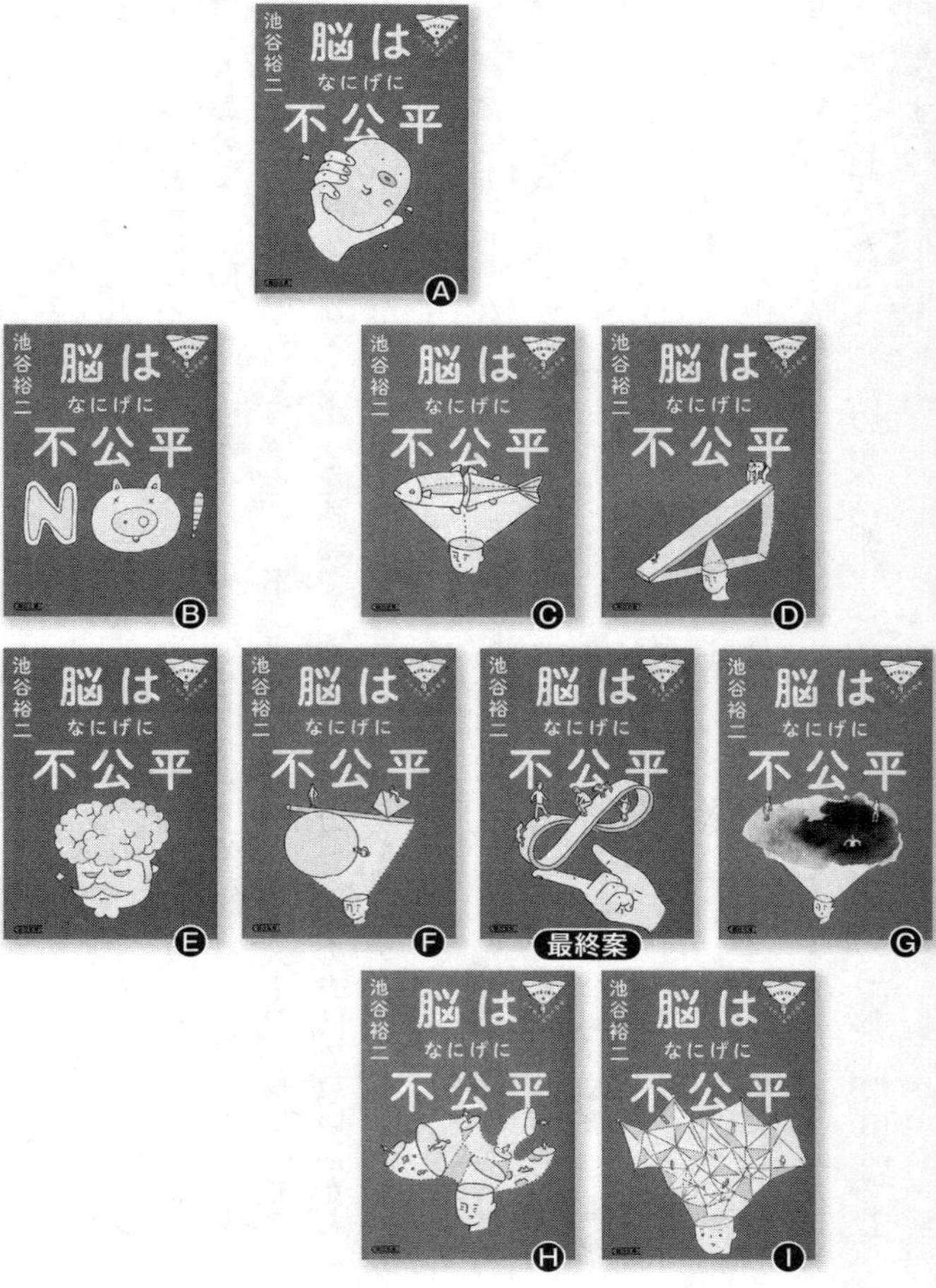

つきます。

池谷　確かに、言語的説明がつきますね。

寄藤　そしてC案。これは「真ん中で割ったときに平等には割れてない」というイメージ。もう少し直感的に不公平感が伝わるビジュアルになっています。そしてE案は「不公平」と聞いて一般的に思い浮かべるものを連想していく過程で「政治家」とか「悪代官」のというのが思い浮かんで、その「不公平＝悪代官」とうイメージを形にしています。こういった具体的なイメージを連ねていく発想の仕方とは別の方向で思い浮かんだのが、H案です。「不公平」というものの抽象度をあげるイメージです。実際に本の中で書かれている内容をもう少し咀嚼して絵にするとどうなるのかを形にしていったものです。G案に至ると、ムラとか揺らぎとか、線で表現できない世界に足を踏み入れています。あと、E案なんかは、もうちょっとネットワークのような感じですね。鏡の中に入っていくイメージです。「不公平」という言葉に暗にこめられている、書籍全体で描かれている脳の不思議さを加えていくとこうなりました。

池谷　すごいですね。でも、実際には、絵を描きながらやっているわけではなく、いろいろなイメージが巡る中で、頭の中にポンと最終案の絵が出てくるわけですよね。でも、いま、これだけたくさんの案を見せていただいても、パッと見たときに寄藤さんが最終案としてお見せくださったものが、「やっぱ、これだよね」っていう感じがするのは、面白いですね。

寄藤　そうですね。最初に浮かんだ「不公平」という言葉から連想されるイメージに対しては、経験的に「これだと、すべてがうまくは伝わらないかな」という感触を抱いたんですね。この本を初めて手にする人は、タイトルにある「不公平」という言葉を無視はできない。でも、「脳は不公平」というキーワードは、内容をシンボリックに表現するためのタイトルなので、「不公平」という文字から連想するイメージが損なわれないようにしつつ、もう少し「脳の不思議さ」みたいな書籍の内容そのものも伝わるようにしていこうという……そういう順番でイメージが固まっていきました。

池谷　最初に映像が浮かぶんですか？　言葉ではなくて。

寄藤　映像のほうが先ですね。

池谷　映像が出てきたときに、手は何をしているのですか？　頭に描いたものをなぞっている感じですか？

寄藤　そこは少し曖昧です。頭にハッキリあって、それを手で写しているというわけでもないんです。映像が半分見えている状態で、それを浮かべながら「こういうモチーフで表したら良さそうだ」「不公平という言葉からはバランスみたいなものを感じられるほうがいいかな」とか言葉でイメージをつないだり、輪郭をハッキリさせていくという感じです。

池谷　基本はフィーリングだけれども、理屈もある。そうやって完成形に落ちつくんですね。

寄藤　そうですね。それが、交互ではなく、ほぼ同時並行なんですよね。理屈でも追いかけているし、映像でも追いかけているし。その全体を遠くから見ている感じもあります。

池谷　同時に何か複数の状態が存在するというのは、数学でいうところの量子コンピューティングの計算原理に似ていますね。

寄藤　そうですか。量子コンピューティングしてますかね（笑）。

池谷　今のコンピュータは全部、ノイマン式で「0」か「1」しかない。でも、量子コンピューティングというのは「0」と「1」が両方同時に存在していて、状態を確定しないままだからこそ、非常に複雑な計算を高速で一気に行うことができるんです。寄藤さんがおっしゃっている複数の状態が共存している雰囲気は、私が思い描いている量子コンピューティングのイメージに近いです。一個一個、編成しながら最終案にたどりつくのではなく、同時に、あれもこれも検討していて、でも最後に落ちつくところに落ちていく。

寄藤　理屈を逆算していく過程もあるんです。この最終案の、指があって、無限大が乗るというイメージは、意味自体がぴったり言葉と寄り添っていなくても、「脳は不公平」という雰囲気が、見た人にパッとわかる。それに脳の不思議とか、そのワクワクした感じも伝わるので、「これでいけそう」という感覚を摑んだんですけど、必ず、その感覚が間違っていないかを逆算していきます。無限大のイメージは、サブタイトルの「パテカトルの万脳薬」の、「万能」からも思い浮かぶイメージでちゃんと結びつきが強いなとか、いろいろな側面から、遡って押さえていく。その結びつきが、ひとつのまとまりになって、ようやく「完成」です。

池谷　そういえば私も文章を書く時、書きながら自分の考えをまとめていくところがあるんです。もちろん最初のイメージとして「こういうものを書きたい」というのはありますが、具体的にどういう言葉を選ぶのが適切かはわからないし、言葉を選んでいるうちに、書きたいことそのものも少し変わっていくこともあります。主張ポイントが変わり、自分の考え方も変わったりするのですが、寄藤さんも、そういうことはありますか？

寄藤　あります。僕はそれを「出合い待ち」って言いますけど、実際に描いていくなかで変わることってありますよね。

池谷　ちなみに、最終形に至るのに、時間的にはどのくらいかかるんですか？

寄藤　これは、３分くらいです。

池谷　え？　３分ですか。今、ご説明いただいた内容、ものすごく長い話だったんですけど、実際は３分なのですね。

寄藤　そうですね。今回は自分の頭の中で起きたこととか、浮かんだことを、全部あえて描いて形にして、説明をしてみたんですけど、実際は頭の中に瞬間的に思い浮かんでいます。ここにお見せしたイメージのさらに前の段階で、タイトルの中の「なにげ」という言葉に反応していく方法も検討はするんです。たとえば「なにげ」という言葉から連想する「横顔」と組み合わせるとどうかなとか。自然物だと、「脳」のイメージに結びつかないなあ、有機的なものを組み合わせたほうがいいなあとか、最初の1、2分で方向性の確信が持てていく。それが見えて、先ほど説明したような感じで「不公平」のイメージを掴んでいきました。「不公平」というところから、「複雑さ、マジカルなもの」という風に広がっていって、完成図に近くなっていったんです。

池谷　数学だと、1＋1＋1＝3じゃないですか。でも、寄藤さんがデザインを発想するときは、足し算をして全然関係ないものが生まれてくるんですね。それがすごい。私はずっと人工知能の研究をやっているのですが、人工知能は、脳の機能の一部を再現しようと開発されたものですけど、実際には、似ているところも似ていないところもある。脳も人工知能も、意思決定、つまり何かを判断するためにデザインされています。でも、判断や決断に至るまでの、情報の選択の方式が全然違うんです。人工知能はビッグデータの中に本質を見いだしていきます。常に公平にものを見ていって、ある要素をはなから無視するということはありません。人工知能は、ビッグデータが100万次元あったら、それを、次元を減らして2次元とか3次元に減らします。その残った次元は、元からあった次元そのものではなく、常に元の100万次元とつながった新しい軸を見いだしていくプロセスです。これを次元縮約といいます。一方、人間がやっている次元の減らし方は、いわゆる人工知能のような良い塩梅を探すような減らし方ではなくて、特殊選択……つまり、そっくり捨てるんです。次元削減ですね。100万次元あったら、その中の2次元、3次元だけを見て、残りの次元をなかったことにするという効率化作戦を取るのです。

寄藤　無視するんですね。

池谷　そう。必要のないものを見極めて、瞬時に捨てることが人間には一瞬でできる。たとえば、囲碁。もう3年前の話なのですが、囲碁の世界チャンピオンが人工知能に負けてしまいましたが、人工知能は3カ月くらいで2台のスーパーコンピュータが切磋琢磨して1000万局をやって人間に勝利した。人工知能は、1000万のビッグデータを元に次元縮約して、次の一手は何かを探す。人間のチャンピオンは生涯で、せいぜい5000局くらいしか練習していない。しかも、人間のほうは、5000局のデータを持ってはいても無視する。人工知能は無限に考えて答えを出す。でも人間は他の可能性を捨てて答えを出す。にもかかわらず、人間が選び出す答えも適切なんです。囲碁の人間のチャンピオンが5000局も実戦経験していないのに適切な一手が出せるのは、特殊選択をして、選んだものが適切だからなんです。だから、無視する力はすごいんです。寄藤さんのお話を聞いていて、それを思い出しました。

寄藤　なるほど。自分がデザインで発揮しているのは、無視する力なんですね。

池谷　重要な特徴をわずかにだけ残して、潔く他の要素を削除するという、線形数学的には不可能に近いことを人間の脳はやっている。だから、3分でできちゃう。人工知能もすごく上手に絵をかきますが、そういうことはできないですね、今のところ。寄藤さんは、そんな複雑なことをやっているわけです。もちろん人間なら誰にでもできることではないですし、経験を積んだからできるというものでもないですが。

寄藤　経験は大きい気がします。最初からできたわけではない気がするんです。

池谷　ちなみに私と糸井重里さんとの対談集『海馬　脳は疲れない』は、寄藤さんが装丁を手がけられた、確かはじめての本ですよね。あの頃と今と、ご自身としてはデザインの発想の仕方は変わったと感じますか？

寄藤　ああ、そう考えると、やはり、最初からできていたのかもしれません。あのときも、脳を描くときに、箱の中に入れて、箱の出し入れみたいなものに例えれば、気持ち悪くならないし、見た目にも楽しそうに見える。話として間違わないと考えてデザインを決めていきました。そういう思考方法は、装丁を手掛けだした一番最初からしていたかもしれません。いま思い出してみて、気づきました。

池谷　逆に、当時と今と違うことは何かありますか？

寄藤　思いつく速度がすごく増したというのがあります。

池谷　昔だったら3分ではたどり着けなかったかも？

寄藤　そうですね。

池谷　世間のイメージでは、脳は若ければ若いほど良く動くというのがありますよね。「20歳を超えたから記憶力落ちる」とか「40になったら、新しいことを始めるのは、もう無理」とか。でも、それは全然違うんですよね。脳の研究をしていて思うのが、10代の脳って一番使い物にならないということなんですよ。10代の脳は多少の吸収力はあるかもしれないけれども、同じことを吸収するのに40代にくらべて意外と時間がかかったりする。何か新しいものを吸収するには、それなりの大きさの受け皿が必要なんです。受け皿があると新しいことをどんどん学習できる。でも、10代だと人生経験が浅いから受け皿自体が小さい。だから、丸暗記するしか方法がなくて、でも丸暗記も楽ではない。単語帳で何度も繰り返し見て叩き込む。でも年を重ねた僕らはもうちょっと上手に、単語を覚えられる。たとえば「この単語は、フランス語のあの単語と関連してるのかな」とか、結びつきを瞬時に思い浮かべられる。だから、実は30代以降、40代や50代のほうが脳がよく動くという側面がある。世間では、これを「経験値」というのかもしれません。ところで、芸術作品って、名作って言われるものは比較的、見る人全員その感覚が一致するんですよね。あれは何なんでしょうね。

寄藤　本の装丁も、そうかもしれません。いい装丁というのは、著者の名前や、書籍の内容を知らない人でも、見ただけで、なぜかすごく納得できるデザインになっている感じがします。

池谷　私も、いま『脳はなにげに不公平』の最終デザイン案を見たとき、これが一番いいと直感的に思いました。でも、それがなぜよいのか、全然説明できない（笑）。寄藤さんが、いま説明してくださったような流れでお考えになって出力された作品であるという経緯は、私には知る由もない。でも、寄藤さんの理論、原理に基づいて出てきた最終案に対して、私が「これだ！」と感じるのが、不思議です。

寄藤　僕も、その理由を知りたいです（笑）。この最終案は、「脳」にも「なにげ」にも「不公平」にも直接は結びついていかないイメージです。でも、無限大のイメージと、それが指に微妙なバランスで乗っているというイメージが組み合わさったときに、これまでのラフと比べて、タイトルとの結びつきが一番強いものだと感じられる。

池谷　たとえば、美術大学の先生方が、受験生にデッサンを書かせる試験をやったときに、上手いデッサンを選ぶと一致するんだそうですね。

寄藤　たしかに、デッサンの上手さというのは、見れば絶対にわかりますね。

池谷　上手いデッサンの基準というのが必ず一致するのであれば、それを目指して描けばいい。でも、そう簡単にはできない。それが、また面白いところですよね。

寄藤　本当にそうですよね。技術的に絵が上手だということと、デッサンが上手い、つまり人の心が動かせるということはかなり質が違うんですね。この話題に関連して、僕がデザインした2種類のタブロイド紙を見てもらってもいいでしょうか（左ページ）。ひとつが、紙の製法について紹介したもので、重さ、原料、詳細がわかるという内容です（タブロイド紙①）。レイアウトとしては、全部、均等に割れるグリットになっていて、パズルのように組み替えてレイアウトできるすごく機能的なデザインになっているんです。「複雑なデザインを生み出す、シンプルな規律とはどんなものか」というテー

▼タブロイド紙①

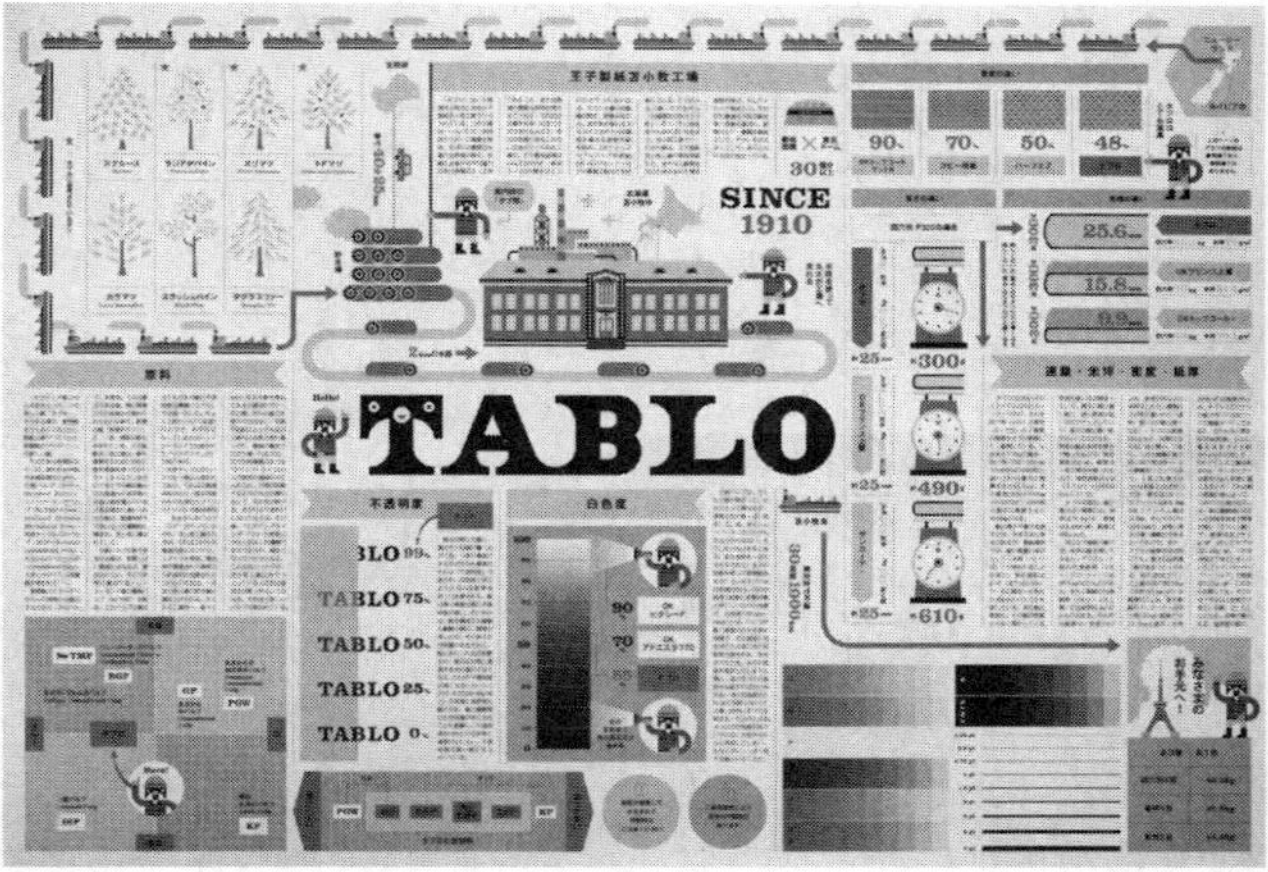

▼タブロイド紙②

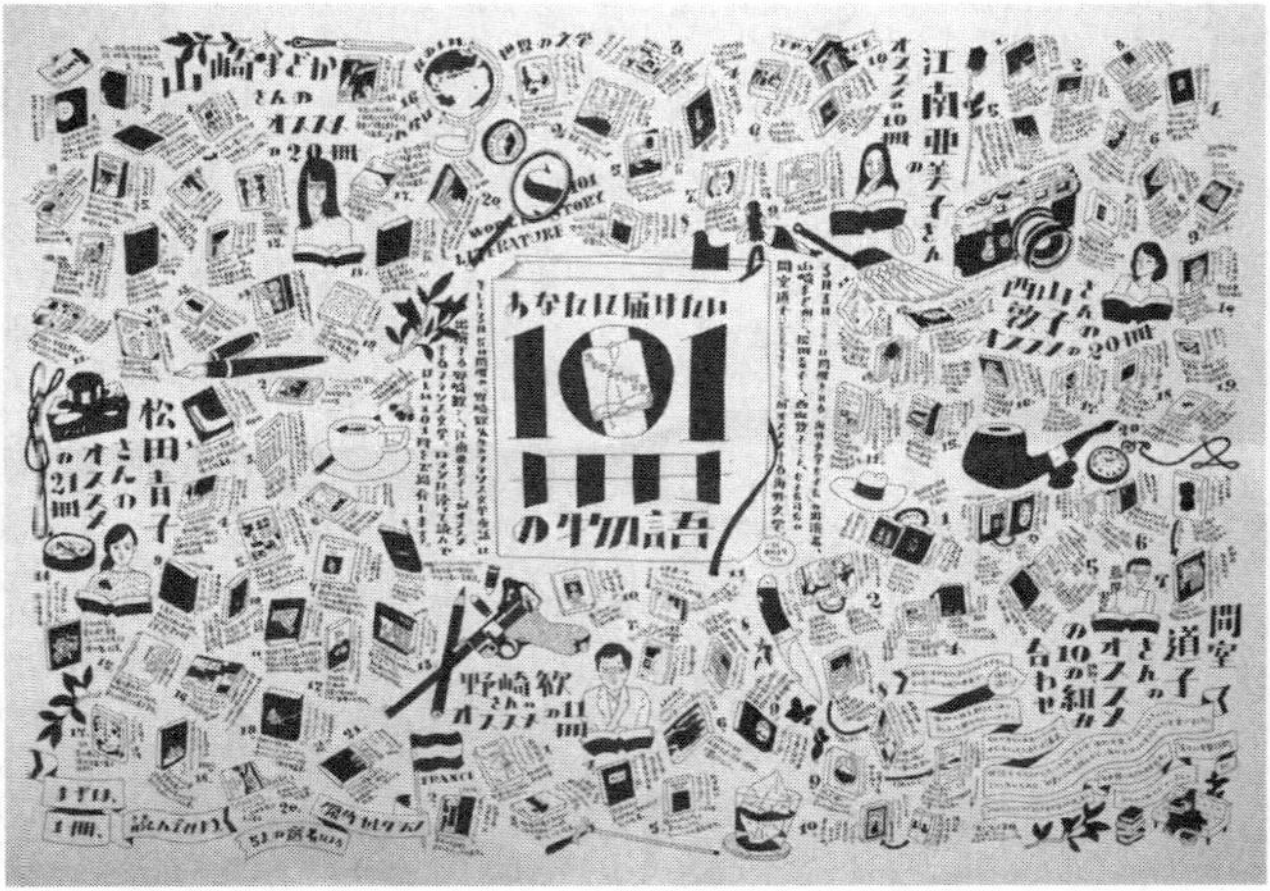

マをもってやってみたデザインです。そして、それとは全く別の発想法をしているのがこちらです（タブロイド紙②）。１０１冊の本と、その紹介文を手書きで全部書き込んでいます。

池谷　テトリスみたいですね。

寄藤　隣り合うもの同士の関係性だけを見ながら、下絵を描かずに頭から順番に描いていきました。心に響くっていうと、手書きのほうが断然人気があるんです。機能的なほうは「綺麗だね」とは言ってもらえるんですけど、ちょっと距離がある。

池谷　とても読みやすいですけど、冷たい印象を受けてしまうのでしょうか。寄藤さんの手書きのデザインの書き方。局所のルールだけで全体を作っていくという進め方を聞いて、私は魚の群れを連想しました。魚は群れを作ろうと思っているのではなくて、隣の魚と同じ方向に進みたいと思って動いているだけなんですね。「①同じ方向に向かう、②距離が遠くなりすぎた場合は近づく、③近くなりすぎた場合は離れる」。この３つの動きしかやっていないんです。個々の魚は自分のすぐ隣を泳ぐ魚だけしか見ていないのに、全体を見ると「群れ」という秩序が生まれているんです。

寄藤　なるほど、このデザインは魚群と同じなんですね。

池谷　実は、神経もまったく同じなんです。神経細胞って、上流の神経細胞、つまりシナプスでつながった神経細胞の活動しか感じられないんです。上流の上流の情報は、わからないんです。上流から入ってきた情報を、下流に出力していくというシンプルなことを神経細胞はやっているだけなんです。ひとつひとつの細胞はシンプルな働きをしているだけなのに、神経回路や脳機能全体で見ると、知能を発揮するというすごいことができている。でもシンプルな手書きのデザインは人に教えにくい。手法を他人に教えやすいデザインは、この機能的なデザインのほうですよね。

寄藤　はい、そのとおりです。

池谷　この手書きのデザインを咀嚼して誰にでもできるようにするにはどうしたらいいんでしょうね。

寄藤　仕事場のスタッフにはやり方を伝えてはみたのですが、たしかに完成まで至るのは難しかったですね。線を引くところで、つまずいてしまうんです。僕は、線が揺れないほうなんですよ。解像度に対して、とても神経質な脳なのかなと思うんですが、すごくピンポイントで線を見ちゃうんです。線と線を合わせたときに、片方がちょっと出ちゃったり、重なったり、が非常に気になるんです。線と線が重なる時に力を抜いて、ペン先をそっと離す。その呼吸を伝えるのが難しい。人に伝えようとしてもうまく伝わらないんです。

池谷　線に色気があるというのは、イラストの生命線ですよね。たしかに線1本で、寄藤さんのイラストだというのが、わかりますものね。

寄藤　僕はそれは、自分の技術や訓練といったことより、もっと手前の性質のせいかなと思ってるんです。

池谷　細部が気になって、しょうがないという性質ですか。他の人だったら「いいじゃん別に」と思うようなところが気になってしまう。じつは私は「音」に関して感覚過敏なんです。このように何かしら細部が気になる人というのは人口の6～7％ほどいるようです。どこにこだわるかは人によって違う。

寄藤　自分のそういう性質に最近、気がついて、診断こそしてもらっていませんが、脳が人と違うのかもしれないなと思っていたところです。

池谷　きっと、そうなんだと思います。芸術家とか作家とか、もしかしたら科学者も、何か創造的な才能が必要とされることをやっている人のほとんどが、なんらかの特異的な感性をもっている。

寄藤　僕は考えを絵でしかまとめられないので、絵があることによってどうにかやってきたっていう感覚があるんです。内容をきちんと読みたい本があるときにはカード式メモを使って、本の中身を絵にして覚えていくんです。

池谷　本を読みながら、イメージがパッと浮かんでくるというわけですね。

寄藤　絵にして、そのビジュアルで覚えるとかなり長く記憶に残るんです。

池谷　一度出力しておくということも必要なプロセスというわけですね。

寄藤　はい、文章で読んでいるだけだと覚えられないんです。固有名詞がまず、ほとんど頭に入ってこない。でもビジュアルだと入ってくる。「ここに書いてある意味はつまりこういう図として表現できる」というのを解析しながら読んで、図と図を組み立てるように読んでいる感じです。

池谷　ビジュアル化してメモにするという行為は、まさに外部環境に準拠しようとする力ですね。人間が他の動物に比べて、優れているのは環境を利用する力です。脳は、一時的に覚えられるキャパシティは圧倒的に少ないんです。動物は、その脳だけでどうにかしようとするので知能の発達に限界がある。人間の脳は、他の動物と比べて特に優れているわけではありません。でも人間がすごいのは「環境を利用できた」ということなんです。「賢い」とはどういうことなのか。レイヴンテストという試験で知能を推測できるのですが、モニター上で問題を解くときに、マウスを動かしては止めて、しばらく考えるという動作を繰り返す人が出てきます。マウスを利用している時間は外部環境を利用している時間で、止めているのが外部環境を一旦遮断して熟慮している時間。つまり、外部メモリと内部メモリを自在に行き来できている。そういう切り替えができる人が賢い人だったのです。寄藤さんの読書メモを見たとき、自分の中の記憶の不安定さを、外部メモリを使って安定化させているように見えました。知性という観点で見れば、それは脳の正しい使い方です。

寄藤　なるほど。脳だけで完結せずに、環境を利用しているという風に考えるんですね。僕はインプットとアウトプットという捉え方で考えていました。アウトプットするということが、環境を利用しているということなのだと考えていいんでしょうか？

池谷　そう思います。紙に書くというアウトプットは、後から見直すため、つまり将来利用するためのメモ書きだとは限らない。アウトプットするという行為そのものにも意味がある。これが脳の面白いところで、たとえば悩みごとがあって、その答えが出なくても、人に話しただけで解決することもある。怖い映画、不快な映画も、黙って観ているのは耐えられませんが、独り言をつぶやきながらならば、意外と観られたりする。アウトプットすることで、心の不安定さを解消できることが研究でわかっているんです。

寄藤　「表現をすることって何だろう」と、昔から考えているのですが、今まさに、その答えをもらったような気がしました。「表現」というのは環境を利用していくということなんだという風に考えると、すごく腑に落ちますね。環境の利用の仕方が上手い「表現」というものが、ひょっとすると名作といわれるものなのかもしれませんね。

構成／ＭＡＲＵ

資料

初出一覧（掲載はすべて「週刊朝日」）　※一部改題しています

Ⅰ

不平等な世界のほうが安定する（2012年1月6・13日号）
顔は性格を反映する（2012年2月24日号）
マネをすると好感度があがる（2012年3月2日号）
性の快楽はアルコールで埋め合わせ可能（2012年4月27日号）
自分の話をすることは快感（2012年6月22日号）
タダより高いものはない（2012年6月29日号）
「3人」以上は「みんな」（2012年8月3日号）
上流階級ほどモラルが低い？（2012年10月12日号）
自分の評価はなぜ高くなる（2012年12月28日号）
好調な人の運は伝染する（2013年2月8日号）
人の心を動かす〝言葉〟とは？（2013年2月15日号）
女性の勝負色は「赤」（2013年3月1日号）
ウソは目でバレる（2013年5月17日号）
自分が下す「判断」はとても曖昧（2013年5月24日号）
手を握るだけで記憶力は上がる（2013年5月31日号）
お金が「命の価値」を軽くする（2013年6月7日号）
仕入れたネタを話してスッキリ（2013年6月21日号）
見つめているから好きになる……（2013年7月19日号）
リフレッシュして記憶力アップ（2013年7月26日号）

Ⅱ

ゲームがもたらす良い効能（2012年8月17・24日号）
見ている夢を当てられる日も近い（2013年5月3・10日号）
外国語がペラペラになるかは遺伝子次第⁉（2013年1月25日号）
脳の電気刺激で方向音痴は改善するか（2012年4月6日号）
人口増加の原因は「悪しき遺伝子」の温存⁉（2013年1月18日号）
DNA変異は父親の年齢が鍵に（2012年9月21日号）
増強薬、あなたなら使いますか？（2012年9月7日号）
ついにハゲ治療に朗報か（2012年5月25日号）
言語マヒが生む天才⁉（2012年3月30日号）
ハンディキャップが見事な芸術に（2012年5月18日号）

ＩＱと遺伝子の複雑な関係（２０１２年２月17日号）
人間がこれ以上賢くならないわけ（２０１２年１月20日号）
脳の電気刺激で数学が得意に⁉（２０１３年６月28日号）
愛犬と会話ができる日（２０１２年12月14日号）
人類２・０の時代へ（２０１２年８月10日号）
人間の限界はどこか？（２０１３年４月５日号）
未来の自分は想像よりも変化する（２０１３年２月１日号）

Ⅲ

「嘘をつく能力」は脳の標準仕様（２０１２年９月14日号）
睡眠とは何なのか（２０１２年３月９日号）
男女で違う脳の使い方（２０１２年８月31日号）
寝不足になると脳がサボる（２０１２年３月16日号）
寝不足は太る（２０１３年４月19日号）
「見分け」の回路ＦＦＡのすごさ（２０１２年11月９日号）
「脳の活性化」は本当にいいの？（２０１２年７月20日号）
脳のデフォルトモード（２０１２年４月20日号）
〝若者〟でいることがうつ病に？（２０１２年７月27日号）
「我慢する姿」が相手を幸福に（２０１３年７月12日号）
脳細胞は年を取っても減らない（２０１３年７月５日号）

Ⅳ

死んだら心はどうなるか（２０１２年２月10日号）
他人は痛みを感じているか（２０１２年５月４―11日号）
「無」の存在を脳は感じる（２０１２年６月８日号）
サルの恩返し（２０１２年10月５日号）
ヒトの善悪を科学で分析すると……（２０１２年10月26日号）
生命はどうやって誕生したか（２０１２年12月７日号）
白い音、白い匂いとは？（２０１２年12月21日号）
超能力は存在するか？（２０１３年３月８日号）
「自由」は行動してみてわかる（２０１３年３月29日号）
他人の感覚は共有できるか？（２０１３年４月12日号）
「恥ずかしい」は恥ずかしくない（２０１３年４月26日号）
くすぐったさはユーモアの原型（２０１２年６月１日号）
直感と理論は相反しない（２０１２年６月15日号）
直感は正しい（２０１２年７月13日号）
感情は表情よりも身体に表れる（２０１３年１月４・11日号）

参考文献

I

1 Ikegaya, Y, Sasaki, T, Ishikawa, D, Honma, N, Tao, K, Takahashi, N, Minamisawa, G, Ujita, S, Matsuki, N. Interpyramid spike transmission stabilizes the sparseness of recurrent network activity. Cereb Cortex, 23:293-304, 2013.

2 Oosterhof, NN, Todorov, A. The functional basis of face evaluation. Proc Natl Acad Sci U S A, 105:11087-11092, 2008.

3 Todorov, A, Mandisodza, AN, Goren, A, Hall, CC. Inferences of competence from faces predict election outcomes. Science, 308:1623-1626, 2005.

4 Antonakis, J, Dalgas, O. Predicting elections: child's play! Science, 323:1183, 2009.

5 Paukner, A, Suomi, SJ, Visalberghi, E, Ferrari, PF. Capuchin monkeys display affiliation toward humans who imitate them. Science, 325:880-883, 2009.

6 Ondobaka, S, de Lange, FP, Newman-Norlund, RD, Wiemers, M, Bekkering, H. Interplay between action and movement intentions during social interaction. Psychol Sci, 23:30-35, 2012.

7 Shohat-Ophir, G, Kaun, KR, Azanchi, R, Mohammed, H, Heberlein, U. Sexual deprivation increases ethanol intake in Drosophila. Science, 335:1351-1355, 2012.

8 Tamir, DI, Mitchell, JP. Disclosing information about the self is intrinsically rewarding. Proc Natl Acad Sci U S A, 109:8038-8043, 2012.

9 Dunbar, RI, Marriott, A, Duncan, ND. Human conversational behavior. Hum Nat, 8:231-246, 1997.

10 Naaman, M, Boase, J, Lai, CH. Is it really about me?: Message content in social awareness streams. Proc ACM Conf Comput Supported Coop Work, 2010:189-192, 2010.

11 Gneezy, A, Gneezy, U, Riener, G, Nelson, LD. Pay-what-you-want, identity, and self-signaling in markets. Proc Natl Acad Sci U S A, 109:7236-7240, 2012.

12 Wiese, H. Numbers, Language, and the Human Mind. (Cambridge Univ. Press, 2003).

13 Nieder, A. Supramodal numerosity selectivity of neurons in primate prefrontal and posterior parietal cortices. Proc Natl Acad Sci U S A, 109:11860-11865, 2012.

14 Halberda, J, Ly, R, Wilmer, JB, Naiman, DQ, Germine, L. Number sense across the lifespan as revealed by a massive Internet-based sample. Proc Natl Acad Sci U S A, 109:11116-11120, 2012.

15 Piff, PK, Stancato, DM, Côté, S, Mendoza-Denton, R, Keltner, D. Higher social class predicts increased unethical behavior. Proc Natl Acad Sci U S A, 109:4086-4091, 2012.

16 Korn, CW, Prehn, K, Park, SQ, Walter, H, Heekeren, HR. Positively biased processing of self-relevant social feedback. J Neurosci, 32:16832-16844, 2012.

17 Leary, MR. Motivational and emotional aspects of the self. Annu Rev Psychol, 58:317-344, 2007.

18 Okimoto, TG, Wenzel, M, Hedrick, K. Refusing to apologize can have psychological benefits (and we issue no mea culpa for this research finding). Eur J Soc Psychol, 43:22-31, 2013.

19 Gilovich, T, Vallone, R, Tversky, A. The hot hand in basketball: on the misperception of random sequences. Cogn Psychol, 17:295-314, 1985.

20 Raab, M, Gula, B, Gigerenzer, G. The hot hand exists in volleyball and is used for allocation decisions. J Exp Psychol Ap, 18:81-94, 2012.

21 Bock, JR, Maewal, A, Gough, DA. Hitting is contagious in baseball: evidence from long hitting streaks. PLoS One, 7:e51367, 2012.

22 Bryan, CJ, Adams, GS, Monin, B. When cheating would make you a cheater: implicating the self prevents unethical behavior. J Exp Psychol Gen, 142:1001-1005, 2013.

23 Bryan, CJ, Walton, GM, Rogers, T, Dweck, CS. Motivating voter turnout by invoking the self. Proc Natl Acad Sci U S A, 108:12653-12656, 2011.

24 Elliot, AJ, Niesta, D. Romantic red: red enhances men's attraction to women. J Pers Soc Psychol, 95:1150-1164, 2008.

25 Elliot, AJ, Tracy, JL, Pazda, AD, Beall, AT. Red enhances women's attractiveness to men: first evidence suggesting universality. J Exp Soc

Psychol, 49:165-168, 2013.

26 Lynn, BM, McCord, JL, Halliwill, JR. Effects of the menstrual cycle and sex on postexercise hemodynamics. Am J Physiol Regul Integr Comp Physiol, 292:R1260-1270, 2007.

27 Durante, KM, Li, NP, Haselton, MG. Changes in women's choice of dress across the ovulatory cycle: naturalistic and laboratory task-based evidence. Pers Soc Psychol Bull, 34:1451-1460, 2008.

28 Schiffer, B, Pawliczek, C, Müller, BW, Gizewski, ER, Walter, H. Why don't men understand women? Altered neural networks for reading the language of male and female eyes. PLoS One, 8:e60278, 2013.

29 Rahman, Q, Wilson, GD, Abrahams, S. Sex, sexual orientation, and identification of positive and negative facial affect. Brain Cogn, 54:179-185, 2004.

30 Williams, MA, Mattingley, JB. Do angry men get noticed? Curr Biol, 16:R402-404, 2006.

31 Rahman, Q, Anchassi, T. Men appear more lateralized when noticing emotion in male faces. Emotion, 12:174-179, 2012.

32 Carlsmith, KM, Wilson, TD, Gilbert, DT. The paradoxical consequences of revenge. J Pers Soc Psychol, 95:1316-1324, 2008.

33 Gilbert, DT, Killingsworth, MA, Eyre, RN, Wilson, TD. The surprising power of neighborly advice. Science, 323:1617-1619, 2009.

34 Propper, RE, McGraw, SE, Brunyé, TT, Weiss, M. Getting a grip on memory: unilateral hand clenching alters episodic recall. PLoS One, 8:e62474, 2013.

35 Tulving, E, Kapur, S, Craik, FI, Moscovitch, M, Houle, S. Hemispheric encoding/retrieval asymmetry in episodic memory: positron emission tomography findings. Proc Natl Acad Sci U S A, 91:2016-2020, 1994.

36 Schiff, BB, Lamon, M. Inducing emotion by unilateral contraction of hand muscles. Cortex, 30:247-254, 1994.

37 Falk, A, Szech, N. Morals and markets. Science, 340:707-711, 2013.

38 Falk, EB, O'Donnell, MB, Lieberman, MD. Getting the word out: neural correlates of enthusiastic message propagation. Front Hum Neurosci, 6:313, 2012.

39 Kampe, KK, Frith, CD, Dolan, RJ, Frith, U. Reward value of attractiveness

and gaze. Nature, 413:589, 2001.
40 Mareschal, I, Calder, AJ, Clifford, CW. Humans have an expectation that gaze is directed toward them. Curr Biol, 23:717-721, 2013.
41 Shimojo, S, Simion, C, Shimojo, E, Scheier, C. Gaze bias both reflects and influences preference. Nat Neurosci, 6:1317-1322, 2003.
42 Ballarini, F, Moncada, D, Martinez, MC, Alen, N, Viola, H. Behavioral tagging is a general mechanism of long-term memory formation. Proc Natl Acad Sci U S A, 106:14599-14604, 2009.
43 Ballarini, F, Martinez, MC, Díaz Perez, M, Moncada, D, Viola, H. Memory in elementary school children is improved by an unrelated novel experience. PLoS One, 8:e66875, 2013.

II

44 Bavelier, D. Enhancing the brain with action video games. 8th FENS Forum of Neuroscience, Plenary Lecture:L07, 2012.
45 Hysi, PG, Young, TL, Mackey, DA, Andrew, T, Fernández-Medarde, A, Solouki, AM, Hewitt, AW, Macgregor, S, Vingerling, JR, Li, YJ, Ikram, MK, Fai, LY, Sham, PC, Manyes, L, Porteros, A, Lopes, MC, Carbonaro, F, Fahy, SJ, Martin, NG, van Duijn, CM, Spector, TD, Rahi, JS, Santos, E, Klaver, CC, Hammond, CJ. A genome-wide association study for myopia and refractive error identifies a susceptibility locus at 15q25. Nat Genet, 42:902-905, 2010.
46 Solouki, AM et al. A genome-wide association study identifies a susceptibility locus for refractive errors and myopia at 15q14. Nat Genet, 42:897-901, 2010.
47 Wilson, MA, McNaughton, BL. Reactivation of hippocampal ensemble memories during sleep. Science, 265:676-679, 1994.
48 Horikawa, T, Tamaki, M, Miyawaki, Y, Kamitani, Y. Neural decoding of visual imagery during sleep. Science, 340:639-642, 2013.
49 Vinkhuyzen, AA, van der Sluis, S, Posthuma, D, Boomsma, DI. The heritability of aptitude and exceptional talent across different domains in adolescents and young adults. Behav Genet, 39:380-392, 2009.
50 Dale, PS, Harlaar, N, Plomin, R. Nature and nurture in school-based second language achievement. Lang Learn, 62:28-48, 2012.

51 Suthana, N, Haneef, Z, Stern, J, Mukamel, R, Behnke, E, Knowlton, B, Fried, I. Memory enhancement and deep-brain stimulation of the entorhinal area. N Engl J Med, 366:502-510, 2012.

52 Fu, W, O'Connor, TD, Jun, G, Kang, HM, Abecasis, G, Leal, SM, Gabriel, S, Rieder, MJ, Altshuler, D, Shendure, J, Nickerson, DA, Bamshad, MJ, Akey, JM. Analysis of 6,515 exomes reveals the recent origin of most human protein-coding variants. Nature, 493:216-220, 2013.

53 Kong, A, Frigge, ML, Masson, G, Besenbacher, S, Sulem, P, Magnusson, G, Gudjonsson, SA, Sigurdsson, A, Jonasdottir, A, Jonasdottir, A, Wong, WS, Sigurdsson, G, Walters, GB, Steinberg, S, Helgason, H, Thorleifsson, G, Gudbjartsson, DF, Helgason, A, Magnusson, OT, Thorsteinsdottir, U, Stefansson, K. Rate of de novo mutations and the importance of father's age to disease risk. Nature, 488:471-475, 2012.

54 Greely, H, Sahakian, B, Harris, J, Kessler, RC, Gazzaniga, M, Campbell, P, Farah, MJ. Towards responsible use of cognitive-enhancing drugs by the healthy. Nature, 456:702-705, 2008.

55 Toyoshima, KE, Asakawa, K, Ishibashi, N, Toki, H, Ogawa, M, Hasegawa, T, Irié, T, Tachikawa, T, Sato, A, Takeda, A, Tsuji, T. Fully functional hair follicle regeneration through the rearrangement of stem cells and their niches. Nat Commun, 3:784, 2012.

56 Hillmer, AM, Hanneken, S, Ritzmann, S, Becker, T, Freudenberg, J, Brockschmidt, FF, Flaquer, A, Freudenberg-Hua, Y, Jamra, RA, Metzen, C, Heyn, U, Schweiger, N, Betz, RC, Blaumeiser, B, Hampe, J, Schreiber, S, Schulze, TG, Hennies, HC, Schumacher, J, Propping, P, Ruzicka, T, Cichon, S, Wienker, TF, Kruse, R, Nothen, MM. Genetic variation in the human androgen receptor gene is the major determinant of common early-onset androgenetic alopecia. Am J Hum Genet, 77:140-148, 2005.

57 Richards, JB, Yuan, X, Geller, F, Waterworth, D, Bataille, V, Glass, D, Song, K, Waeber, G, Vollenweider, P, Aben, KK, Kiemeney, LA, Walters, B, Soranzo, N, Thorsteinsdottir, U, Kong, A, Rafnar, T, Deloukas, P, Sulem, P, Stefansson, H, Stefansson, K, Spector, TD, Mooser, V. Male-pattern baldness susceptibility locus at 20p11. Nat Genet, 40:1282-1284, 2008.

58 Hillmer, AM, Brockschmidt, FF, Hanneken, S, Eigelshoven, S, Steffens, M, Flaquer, A, Herms, S, Becker, T, Kortüm, AK, Nyholt, DR, Zhao, ZZ,

Montgomery, GW, Martin, NG, Mühleisen, TW, Alblas, MA, Moebus, S, Jöckel, KH, Bröcker-Preuss, M, Erbel, R, Reinartz, R, Betz, RC, Cichon, S, Propping, P, Baur, MP, Wienker, TF, Kruse, R, Nöthen, MM. Susceptibility variants for male-pattern baldness on chromosome 20p11. Nat Genet, 40:1279-1281, 2008.

59 Young, RL, Ridding, MC, Morrell, TL. Switching skills on by turning off part of the brain. Neurocase, 10:215-222, 2004.

60 Karmody, CS, Bachor, ES. The deafness of Ludwig van Beethoven: an immunopathy. Otol Neurotol, 26:809-814, 2005.

61 Saccenti, E, Smilde, AK, Saris, WH. Beethoven's deafness and his three styles. BMJ, 343:d7589, 2011.

62 Deary, IJ, Penke, L, Johnson, W. The neuroscience of human intelligence differences. Nat Rev Neurosci, 11:201-211, 2010.

63 Deary, IJ, Yang, J, Davies, G, Harris, SE, Tenesa, A, Liewald, D, Luciano, M, Lopez, LM, Gow, AJ, Corley, J, Redmond, P, Fox, HC, Rowe, SJ, Haggarty, P, McNeill, G, Goddard, ME, Porteous, DJ, Whalley, LJ, Starr, JM, Visscher, PM. Genetic contributions to stability and change in intelligence from childhood to old age. Nature, 482:212-215, 2012.

64 Hills, T, Hertwig, R. Why aren't we smarter already: evolutionary trade-offs and cognitive enhancements. Curr Direct Psychol Sci, 20:373-377, 2011.

65 Cohen Kadosh, R, Soskic, S, Iuculano, T, Kanai, R, Walsh, V. Modulating neuronal activity produces specific and long-lasting changes in numerical competence. Curr Biol, 20:2016-2020, 2010.

66 Butterworth, B. Developmental dyscalculia. in Handbook of Mathematical Cognition (ed J. I. D. Campbell) 455-467 (Psychology Press, 2004).

67 Iuculano, T, Cohen Kadosh, R. The mental cost of cognitive enhancement. J Neurosci, 33:4482-4486, 2013.

68 Normand, JM, Sanchez-Vives, MV, Waechter, C, Giannopoulos, E, Grosswindhager, B, Spanlang, B, Guger, C, Klinker, G, Srinivasan, MA, Slater, M. Beaming into the rat world: enabling real-time interaction between rat and human each at their own scale. PLoS One, 7:e48331, 2012.

69 Thompson, H. Performance enhancement: superhuman athletes. Nature, 487:287-289, 2012.

70 Péronnet, F, Thibault, G. Mathematical analysis of running performance and world running records. J Appl Physiol, 67:453-465, 1989.

71 Thomson, EE, Carra, R, Nicolelis, MA. Perceiving invisible light through a somatosensory cortical prosthesis. Nat Commun, 4:1482, 2013.

72 Quoidbach, J, Gilbert, DT, Wilson, TD. The end of history illusion. Science, 339:96-98, 2013.

Ⅲ

73 Legge, EL, Spetch, ML, Cenkner, A, Bulitko, V, Anderson, C, Brown, M, Heth, D. Not all locations are created equal: exploring how adults hide and search for objects. PLoS One, 7:e36993, 2012.

74 Yashina, S, Gubin, S, Maksimovich, S, Yashina, A, Gakhova, E, Gilichinsky, D. Regeneration of whole fertile plants from 30,000-y-old fruit tissue buried in Siberian permafrost. Proc Natl Acad Sci U S A, 109:4008-4013, 2012.

75 Siegel, JM. Sleep viewed as a state of adaptive inactivity. Nat Rev Neurosci, 10:747-753, 2009.

76 DeLacoste-Utamsing, C, Holloway, RL. Sexual dimorphism in the human corpus callosum. Science, 216:1431-1432, 1982.

77 Bishop, KM, Wahlsten, D. Sex differences in the human corpus callosum: myth or reality? Neurosci Biobehav Rev, 21:581-601, 1997.

78 Mehl, MR, Vazire, S, Ramírez-Esparza, N, Slatcher, RB, Pennebaker, JW. Are women really more talkative than men? Science, 317:82, 2007.

79 Azim, E, Mobbs, D, Jo, B, Menon, V, Reiss, AL. Sex differences in brain activation elicited by humor. Proc Natl Acad Sci U S A, 102:16496-16501, 2005.

80 Cela-Conde, CJ, Ayala, FJ, Munar, E, Maestú, F, Nadal, M, Capó, MA, del Río, D, López-Ibor, JJ, Ortiz, T, Mirasso, C, Marty, G. Sex-related similarities and differences in the neural correlates of beauty. Proc Natl Acad Sci U S A, 106:3847-3852, 2009.

81 Vyazovskiy, VV, Olcese, U, Hanlon, EC, Nir, Y, Cirelli, C, Tononi, G. Local sleep in awake rats. Nature, 472:443-447, 2011.

82 Nir, Y, Staba, RJ, Andrillon, T, Vyazovskiy, VV, Cirelli, C, Fried, I, Tononi, G. Regional slow waves and spindles in human sleep. Neuron, 70:153-169,

2011.
83 Markwald, RR, Melanson, EL, Smith, MR, Higgins, J, Perreault, L, Eckel, RH, Wright, KP, Jr. Impact of insufficient sleep on total daily energy expenditure, food intake, and weight gain. Proc Natl Acad Sci U S A, 110:5695-5700, 2013.
84 Brown, AA, Jensen, J, Nikolova, YS, Djurovic, S, Agartz, I, Server, A, Ferrell, RE, Manuck, SB, Mattingsdal, M, Melle, I, Hariri, AR, Frigessi, A, Andreassen, OA. Genetic variants affecting the neural processing of human facial expressions: evidence using a genome-wide functional imaging approach. Transl Psychiatry, 2:e143, 2012.
85 Rankin Williams McGugin, J. Christoper Gatenby, John C. Gore, and Isabel Gauthier, High-resolution imaging of expertise reveals reliable object selectivity in the fusiform face area related to perceptual performance, Proc Natl Acad Sci U S A. 2012 Oct 16; 109(42):17063-17068.
86 Bakker, A, Krauss, GL, Albert, MS, Speck, CL, Jones, LR, Stark, CE, Yassa, MA, Bassett, SS, Shelton, AL, Gallagher, M. Reduction of hippocampal hyperactivity improves cognition in amnestic mild cognitive impairment. Neuron, 74:467-474, 2012.
87 Corder, EH, Saunders, AM, Strittmatter, WJ, Schmechel, DE, Gaskell, PC, Small, GW, Roses, AD, Haines, JL, Pericak-Vance, MA. Gene dose of apolipoprotein E type 4 allele and the risk of Alzheimer's disease in late onset families. Science, 261:921-923, 1993.
88 Bookheimer, SY, Strojwas, MH, Cohen, MS, Saunders, AM, Pericak-Vance, MA, Mazziotta, JC, Small, GW. Patterns of brain activation in people at risk for Alzheimer's disease. N Engl J Med, 343:450-456, 2000.
89 Andrews-Zwilling, Y, Bien-Ly, N, Xu, Q, Li, G, Bernardo, A, Yoon, SY, Zwilling, D, Yan, TX, Chen, L, Huang, Y. Apolipoprotein E4 causes age- and Tau-dependent impairment of GABAergic interneurons, leading to learning and memory deficits in mice. J Neurosci, 30:13707-13717, 2010.
90 Herry, C, Ciocchi, S, Senn, V, Demmou, L, Müller, C, Lüthi, A. Switching on and off fear by distinct neuronal circuits. Nature, 454:600-606, 2008.
91 Greicius, MD, Krasnow, B, Reiss, AL, Menon, V. Functional connectivity in the resting brain: a network analysis of the default mode hypothesis. Proc Natl Acad Sci U S A, 100:253-258, 2003.

92 Broyd, SJ, Demanuele, C, Debener, S, Helps, SK, James, CJ, Sonuga-Barke, EJ. Default-mode brain dysfunction in mental disorders: a systematic review. Neurosci Biobehav Rev, 33:279-296, 2009.

93 Buckner, RL, Andrews-Hanna, JR, Schacter, DL. The brain's default network: anatomy, function, and relevance to disease. Ann N Y Acad Sci, 1124:1-38, 2008.

94 Khamsi, R. Diagnosis by default. Nat Med, 18:338-340, 2012.

95 Brassen, S, Gamer, M, Peters, J, Gluth, S, Büchel, C. Don't look back in anger! Responsiveness to missed chances in successful and nonsuccessful aging. Science, 336:612-614, 2012.

96 Magee, B, Elwood, RW. Shock avoidance by discrimination learning in the shore crab (Carcinus maenas) is consistent with a key criterion for pain. J Exp Biol, 216:353-358, 2013.

97 Singer, T, Seymour, B, O'Doherty, J, Kaube, H, Dolan, RJ, Frith, CD. Empathy for pain involves the affective but not sensory components of pain. Science, 303:1157-1162, 2004.

98 Ben-Ami Bartal, I, Decety, J, Mason, P. Empathy and pro-social behavior in rats. Science, 334:1427-1430, 2011.

99 Klimecki, OM, Leiberg, S, Lamm, C, Singer, T. Functional neural plasticity and associated changes in positive affect after compassion training. Cereb Cortex, 23:1552-1561, 2013.

100 Spalding, KL, Bergmann, O, Alkass, K, Bernard, S, Salehpour, M, Huttner, HB, Boström, E, Westerlund, I, Vial, C, Buchholz, BA, Possnert, G, Mash, DC, Druid, H, Frisén, J. Dynamics of hippocampal neurogenesis in adult humans. Cell, 153:1219-1227, 2013.

Ⅳ

101 Hovers, E, Kuhn, S. Transitions Before the Transition: Evolution and Stability in the Middle Paleolithic and Middle Stone Age. (Springer, 2006).

102 Culotta, E. On the origin of religion. Science, 326:784-787, 2009.

103 Paul, GS. Religiosity tied to socioeconomic status. Science, 327:642, 2010.

104 Kapogiannis, D, Barbey, AK, Su, M, Zamboni, G, Krueger, F, Grafman, J. Cognitive and neural foundations of religious belief. Proc Natl Acad Sci U S A, 106:4876-4881, 2009.

105 Völlm, BA, Taylor, AN, Richardson, P, Corcoran, R, Stirling, J, McKie, S, Deakin, JF, Elliott, R. Neuronal correlates of theory of mind and empathy: a functional magnetic resonance imaging study in a nonverbal task. Neuroimage, 29:90-98, 2006.
106 Bering, JM, Bjorklund, DF. The natural emergence of reasoning about the afterlife as a developmental regularity. Dev Psychol, 40:217-233, 2004.
107 Sneddon, LU, Braithwaite, VA, Gentle, MJ. Do fishes have nociceptors? Evidence for the evolution of a vertebrate sensory system. Proc Biol Sci, 270:1115-1121, 2003.
108 Zubieta, JK, Heitzeg, MM, Smith, YR, Bueller, JA, Xu, K, Xu, Y, Koeppe, RA, Stohler, CS, Goldman, D. COMT val158met genotype affects mu-opioid neurotransmitter responses to a pain stressor. Science, 299:1240-1243, 2003.
109 Merten, K, Nieder, A. Active encoding of decisions about stimulus absence in primate prefrontal cortex neurons. Proc Natl Acad Sci U S A, 109:6289-6294, 2012.
110 de Waal, FB. The chimpanzee's service economy: food for grooming. Evol Hum Behav, 18:375-386, 1997.
111 Suchak, M, de Waal, FB. Monkeys benefit from reciprocity without the cognitive burden. Proc Natl Acad Sci U S A, 109:15191-15196, 2012.
112 Rand, DG, Greene, JD, Nowak, MA. Spontaneous giving and calculated greed. Nature, 489:427-430, 2012.
113 Kasting, JF. Earth's early atmosphere. Science, 259:920-926, 1993.
114 Kwok, S, Zhang, Y. Mixed aromatic-aliphatic organic nanoparticles as carriers of unidentified infrared emission features. Nature, 479:80-83, 2011.
115 Ehrenfreund, P, Cami, J. Cosmic carbon chemistry: from the interstellar medium to the early Earth. Cold Spring Harb Perspect Biol, 2:a002097, 2010.
116 Callahan, MP, Smith, KE, Cleaves, HJ, 2nd, Ruzicka, J, Stern, JC, Glavin, DP, House, CH, Dworkin, JP. Carbonaceous meteorites contain a wide range of extraterrestrial nucleobases. Proc Natl Acad Sci U S A, 109:13995-13998, 2011.
117 Perkins, S. Organic molecules found circling nearby star. Science, 2015:8 April (News).

118 Wochner, A, Attwater, J, Coulson, A, Holliger, P. Ribozyme-catalyzed transcription of an active ribozyme. Science, 332:209-212, 2011.

119 Vaidya, N, Manapat, ML, Chen, IA, Xulvi-Brunet, R, Hayden, EJ, Lehman, N. Spontaneous network formation among cooperative RNA replicators. Nature, 491:72-77, 2012.

120 Weiss, T, Snitz, K, Yablonka, A, Khan, RM, Gafsou, D, Schneidman, E, Sobel, N. Perceptual convergence of multi-component mixtures in olfaction implies an olfactory white. Proc Natl Acad Sci U S A,109:19959-19964,2012.

121 Peres, JF, Moreira-Almeida, A, Caixeta, L, Leao, F, Newberg, A. Neuroimaging during trance state: a contribution to the study of dissociation. PLoS One, 7:e49360, 2012.

122 Brass, M, Haggard, P. The what, when, whether model of intentional action. Neuroscientist, 14:319-325, 2008.

123 Hoffstaedter, F, Grefkes, C, Zilles, K, Eickhoff, SB. The "what" and "when" of self-initiated movements. Cereb Cortex, 23:520-530, 2013.

124 Kornhuber, HH, Deecke, L. Changes in the brain potential in voluntary movements and passive movements in man: readiness potential and reafferent potentials. Pflugers Arch Gesamte Physiol Menschen Tiere, 284:1-17, 1965.

125 Libet, B, Gleason, CA, Wright, EW, Pearl, DK. Time of conscious intention to act in relation to onset of cerebral activity (readiness-potential). The unconscious initiation of a freely voluntary act. Brain, 106 (Pt 3):623-642, 1983.

126 Schurger, A, Sitt, JD, Dehaene, S. An accumulator model for spontaneous neural activity prior to self-initiated movement. Proc Natl Acad Sci U S A, 109:E2904-2913, 2012.

127 Pais-Vieira, M, Lebedev, M, Kunicki, C, Wang, J, Nicolelis, MA. A brain-to-brain interface for real-time sharing of sensorimotor information. Sci Rep, 3:1319, 2013.

128 Takahashi, H, Yahata, N, Koeda, M, Matsuda, T, Asai, K, Okubo, Y. Brain activation associated with evaluative processes of guilt and embarrassment: an fMRI study. Neuroimage, 23:967-974, 2004.

129 Black, DW. Laughter. JAMA, 252:2995-2998, 1984.

130 Blakemore, SJ, Wolpert, DM, Frith, CD. Central cancellation of self-produced tickle sensation. Nat Neurosci, 1:635-640, 1998.

131 Wattendorf, E, Westermann, B, Fiedler, K, Kaza, E, Lotze, M, Celio, MR. Exploration of the neural correlates of ticklish laughter by functional magnetic resonance imaging. Cereb Cortex, 23:1280-1289, 2013.

132 Fridlund, AJ, Loftis, JM. Relations between tickling and humorous laughter: preliminary support for the Darwin-Hecker hypothesis. Biol Psychol, 30:141-150, 1990.

133 Gervais, WM, Norenzayan, A. Analytic thinking promotes religious disbelief. Science, 336:493-496, 2012.

134 Shafir, S, Reich, T, Tsur, E, Erev, I, Lotem, A. Perceptual accuracy and conflicting effects of certainty on risk-taking behaviour. Nature, 453:917-920, 2008.

135 O'Connell, LA, Hofmann, HA. Evolution of a vertebrate social decision-making network. Science, 336:1154-1157, 2012.

136 Aviezer, H, Trope, Y, Todorov, A. Body cues, not facial expressions, discriminate between intense positive and negative emotions. Science, 338:1225-1229, 2012.

パテカトルの万脳薬《ばんのうやく》
脳《のう》はなにげに不公平《ふこうへい》

朝日文庫

2019年5月30日　第1刷発行

著　者　池谷裕二《いけがやゆうじ》

発行者　三宮博信
発行所　朝日新聞出版
〒104-8011　東京都中央区築地5-3-2
電話　03-5541-8832（編集）
03-5540-7793（販売）
印刷製本　大日本印刷株式会社

定価はカバーに表示してあります

ISBN978-4-02-261968-6

落丁・乱丁の場合は弊社業務部（電話 03-5540-7800）へご連絡ください。

送料弊社負担にてお取り替えいたします。